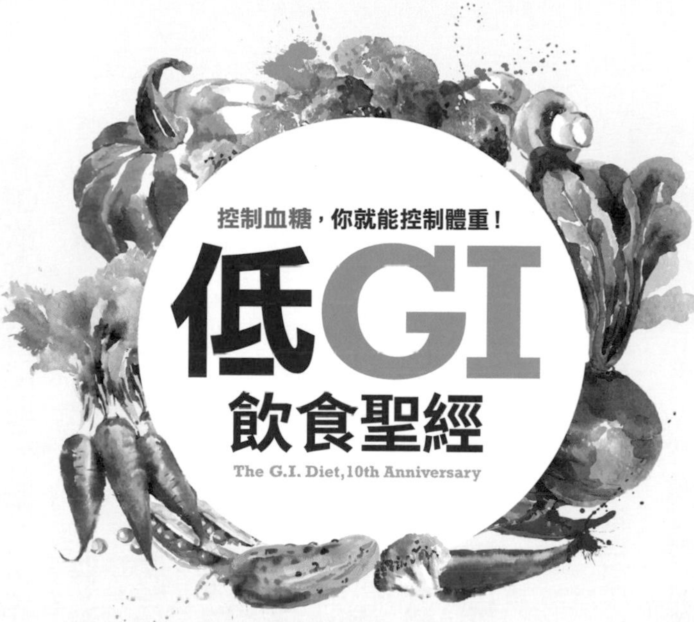

控制血糖，你就能控制體重！

低GI飲食聖經

The G.I. Diet, 10th Anniversary

力克．蓋洛普 Rick Gallop 著

王念慈 譯

目錄

【前言】不只改變體態，也改變生活型態

初版的GI飲食已經發行十年了，這段期間它被譯成了十七種語言，並在二十三個國家中累積了超過兩百萬冊的總銷量，成為了加拿大出版史上最暢銷的健康飲食書籍。

不過，最讓我們驚訝的，或許是讀者給我們的大量友善迴響——高達七萬封的電子郵件！大部分的讀者都在信件中告訴我們，GI飲食是如何成功地為他們的健康帶來轉變，從他們的分享中，我們清楚看見了決定GI飲食長期效益的脈絡，**取決於執行者對改變飲食和生活習慣的行動力或意志力**。他們最常跟我們提到的想法就是：「請不要把它視為是一份單純的飲食，它其實是一整套生活型態的改變。」

在這些回信中，我們還發現了另一項影響GI飲食長期效益的重要因素：「執行者的人格特質」；它會影響執行者選擇食物的方向，並且左右了執行者對這份健康飲食生活習慣持之以恆的決心。

舉一個簡單的例子，請想想你去吃自助餐時的情形：你是會毫不猶豫的把想吃的食物堆滿盤子，或是，你會思考「明天我該做些什麼來平衡這一餐吃進的食物」？或許你會覺得這無關

痛癢，抱持著「不管我怎麼做，都會失敗」的心態；又或者，你會先看看有哪些菜色，細細考量要吃哪幾樣菜，然後才謹慎地夾取適當的分量，即便這家自助餐的菜色都一樣，但是最後每一個人盤子裡裝的菜卻可能不盡相同，這都是他們獨特的人格特質使然。

只不過，不論你的個性是衝動、樂觀、無主見或是自制，你都很難做出太大的改變。然而，這本書能夠幫助你了解自己的個性為何，並進一步告訴你這些特質是如何影響你的飲食習慣，以及你可以怎樣針對這些特質的優缺點截長補短。

初版GI飲食的保證是：**絕對不會讓你挨餓或是覺得吃不飽**，這是一份好上手、不費時的飲食計畫，能提升你的健康和活力。另一方面，這本改版後的新GI飲食，不僅仍然保有了這些好處，還多加上了人格特質這項元素，驅使執行者藉由改變因個性養成的飲食習慣，更容易達到減重的目的，並且不再復胖。

請到我們的網站WWW.GIDIET.COM看看，有最新的相關信息以及其它GI飲食系列叢書的詳細介紹，這些書包括：

❶ 囊括二百道美味綠燈佳餚的《GI飲食食譜》（*The G.I. Diet Cookbook*）。

❷ 袖珍大小，方便放在口袋或是包包中隨身攜帶、並參閱的《GI飲食採買與外食攻略》（*The G.I. Diet Guideto Shoppingand Eating Out*）。

❸針對忙碌族群設計的《GI飲食快利便》（*The G.I. Diet Express*）。

❹根據多個線上臨床試驗（e-clinics）所歸結出的一系列叢書：《GI飲食與肥胖者》（*The G.I. Diet Clinic*）、《GI飲食與更年期》（*The G.I. Diet Menopause Clinic*）以及《GI飲食與糖尿病》（*The G.I. Diet Diebetes Clinic*）。

你也可以透過這個網站與我們聯絡，我們非常期待收到你的意見和建議。

力克・蓋洛普與露絲・蓋洛普

【如何使用本書】

這本書的頭幾章會介紹GI飲食的原則，以及說明它對身體發揮功效的原理。你將會知道你應該減去多少體重、該吃些什麼東西、分量如何拿捏以及用餐的時機。

後面幾章則會告訴你該如何將GI飲食化為實際的行動。這部分的內容，不僅能夠幫助你在家中做出一道道美味的三餐和點心，也能夠提供你在外出用餐時，做出正確食物選擇的方針。

除此之外，我們還獻上判斷你個人特質的小工具，讓你發現個性是如何影響飲食和生活習慣；這方面的覺醒有助於你改變這些習慣，對想要維持減重不復胖的人來說，這些改變相當重要。

第一章　GI飲食為何能避免肥胖、癌症、糖尿病？

當我開始展開對抗肥胖的作戰計畫時，我實在是很難不去注意到有許多人也正在為相同的問題奮鬥。現今加拿大有超過六十％的成年人都過重，這個比例是十年前的兩倍多，這個統計的數據相當驚人。更令人憂心的是，孩子的肥胖率在過去二十年來已經增加了三倍。到底我們身上發生了什麼事？為什麼最近幾年來，我們的體重會如此飆升？

最簡單的解釋是：**現在的人吃進太多熱量了**。除非有人不承認熱力學定律，否則這條方程式是絕對不會改變，且必然存在的事實：當攝取的熱量大於消耗的熱量，多餘的熱量便會被轉化為脂肪，儲存在體內。只不過這仍無法說明，為什麼現在的人會吃進比過去還多的熱量。回答這個問題前，我們必須先知道組成所有飲食的三大成分：碳水化合物、脂肪和蛋白質，以及了解它們是如何影響我們身體的消化系統運作。由於脂肪可能是我們最不熟悉的部分，所以我們就從這一項開始介紹。

脂肪：選擇含有單元不飽和脂肪的油

今日脂肪肯定背負臭名，大眾對它都有許多的恐慌和抗拒。但是你知道，對一份營養均衡的飲食來說，脂肪其實不可或缺嗎？在我們消化吸收的過程中，脂肪扮演了好幾個重要的關鍵角色。

另一個事實可能也會讓你驚訝：脂肪並不一定會讓你發胖——發胖與否是與脂肪攝取量有關。不過重點就在這裡，你往往很難控制吃進脂肪的慾望，因為你的身體熱愛脂肪。非脂肪類的食物必須經過好幾道程序，才能夠轉變成你腰臀處的脂肪細胞；**然而，脂肪類的食物則可以輕易地轉變為囤積在你身上的脂肪**。把非脂肪類食物轉變成體脂肪的每一道程序都需要消耗能量，大約會消耗掉食物二十～二十五%的能量，你的身體不喜歡浪費能量，所以一定很喜歡富含油脂的食物。回顧我們的個人經驗，身體會竭盡所能地說服我們多吃點脂肪；也正因為如此，我們才會對多汁的牛排、滑潤的巧克力和銷魂的冰淇淋等食物的滋味如此著迷。可是脂肪每公克所含的熱量，是碳水化合物和蛋白質的兩倍之多，因此我們真的必須小心估量我們吃進的脂肪量。

避開成分表上有「氫化油」和「反式脂肪」的食品

我們攝取脂肪時不僅要限制分量，也必須要注意種類。儘管脂肪的種類對我們的體重沒有什麼影響，但是卻攸關我們的健康，特別是心臟的健康。

脂肪依優劣分為四類：**最佳、次等、劣等和極劣**。「劣等」的油脂是飽和脂肪，它們很好辨認，因為幾乎都是來自動物性食物，且在室溫下呈現固體。奶油、乳酪和肉類都是含有大量飽和脂肪的食物。另外還有幾種油品也應該要注意：椰子油和棕櫚油。這兩種油都是植物性的飽和油脂，由於價格低廉，故常常應用在點心類食品中，特別又以餅乾為大宗。

飽和脂肪是造成心臟疾病的主因，會提升膽固醇的含量，使動脈中的血液變得黏稠，進而引發心肌梗塞和中風。最近的研究已經證實，攝取富含飽和脂肪的飲食，與阿茲海默症和好幾種癌症（乳癌、大腸癌和攝護腺癌）的發生相關，請詳閱食品的成分標示。

對健康最具有強大殺傷力的油脂，被歸類在「極劣」這一類。這些油脂是氫化脂肪，它們是將植物油經過熱處理後得到的固化植物油。氫化油脂具有飽和脂肪最糟糕的特性，所以別碰它們，就連含有它們的相關食品也不要碰，如零食、烘焙食品和麥穀片等等。**選購食品前，請仔細看看成分標示中是否有「氫化油」、「部分氫化油」或是「反式脂肪」這類的字眼。**

「次等」的油脂叫做多元不飽和脂肪，它們不含膽固醇。大多數的植物油，如玉米油和葵花油都被歸類在這一類。儘管如此，你真正應該使用的「最佳」油品是單元不飽和脂肪，橄欖油、花生油、杏仁油和橄欖／芥花油等油品中都可以發現它們的蹤跡。**單元不飽和脂肪不但對膽固醇有正面的影響，也能夠為你的心臟健康加分**（瞭解更多與膽固醇和心臟病相關的資訊，請見第十三章）。

你用不著買到價格昂貴的特級橄欖油，超市中價格合理的自有品牌橄欖油也能夠讓你獲得同等的健康效益。著名的地中海飲食除了富含橄欖油外，也使用了大量的水果和蔬菜。這樣的飲食型態，讓南歐人成為全球最不常發生某些心臟疾病的地區，而這些國家也不受肥胖問題所困擾。

常見食用油的脂肪比例

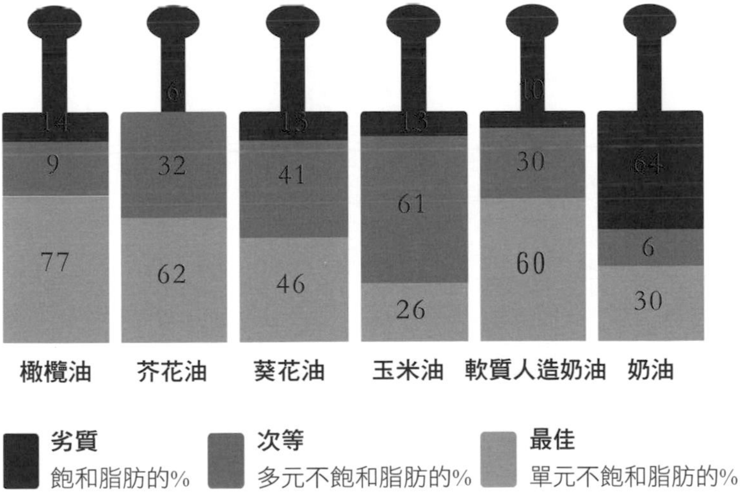

因此，選購食品時，請看看成分標示中有沒有單元不飽和類的油脂；使用這類油脂的製造商大多數都會標出，因為他們知道這是對消費者宣傳的一大賣點。

另外還有一類自成一格的油脂，含有精妙的omega-3脂肪酸，對健康有莫大的幫助。你可以在鮭魚這類的深海魚，或是亞麻籽和棉花籽中找到這種油脂，對心臟的健康非常好。

所以現在我們知道，為了讓心臟長保健康，飲食中應該要納入最佳油脂，並且避免吃進劣等和極劣油脂。有不少人為了降低脂肪的攝取量，而選擇吃瘦肉和喝低脂牛奶；然而即使做出了這樣的調整，我們的脂肪攝取量卻仍沒減少。為什麼？因為我們所喜愛的許多食物中，都隱藏著脂肪，如脆餅、蛋糕、麥穀片和速食。若想要查覺到脂肪的存在，我們往往還必須具備更精進的營養學知識。

因此，現在的脂肪攝取量並未如大眾所以為的變少，但也沒有變多。實際上，過去十年來，這個國家的脂肪攝取量一直保持在持平的狀態，可是肥胖的人口卻翻漲了一倍，顯然，脂肪不是罪魁禍首。這段期間我們攝取量變多的食物反而是穀類；穀類屬於碳水化合物，所以接下來，就讓我們來瞧瞧碳水化合物是怎麼一回事。

碳水化合物：大量精緻過的穀類，讓你變胖

遺憾的是，市面上有大量關於碳水化合物的錯誤訊息。這當中有許多都是源自於近日風行的低碳水化合物飲食，這種飲食讓你相信，假如只吃低碳水化合物的食物，就會變瘦。要是果真如此，那減重就太簡單了。現實是，一份健康的飲食中需要有碳水化合物，你不應該避之惟恐不及。選擇正確的、或者是說優質的碳水化合物食物才是關鍵，如水果、蔬菜、豆類、全穀類、堅果和低脂乳製品等，**這些食物都是提供身體能量的主要來源，身體會將它們轉化為葡萄糖。**接著，這些葡萄糖會融入血液，被運往身體各處需要能量的部位，像是肌肉和腦部，你大概會很驚訝，當人體休息時，全身有三分之二的葡萄糖都會被大腦用掉！

因此，碳水化合物對身體的運作非常重要，它們富含纖維素、維生素和礦物質，其中也囊括了抗氧化劑，現在我們認為這些抗氧化劑扮演對抗疾病的重要角色，特別是在心臟疾病和癌症方面。過去幾年來，醫師、營養師和政府一直要我們吃低脂肪、高碳水化合物的飲食，然而不幸的是，最受大眾歡迎的碳水化合物卻都是由穀類製造。看看今天超市裡有多少空間都是被穀類製造的產品占滿：一大堆的脆餅、餅乾和零食區，排滿好幾走道的麥、穀片，陳列在無數貨架上的義大利麵和麵條，以及一籃又一籃的貝果、麵包捲、馬芬蛋糕和歐式麵包。我還記得

過去只有在猶太社區才看得到貝果，不過現在已經隨處可見，甚至多數的麵包店還會提供半打不同口味的貝果供你選擇；專賣貝果的連鎖店據點更是遍及全國，過去馬芬蛋糕也從未像現在這般大量的出現在生活中。

義大利麵是當代食品界的另一項轟動事件，因為它曾經被視為北美民族的特產。令人難以置信的是，今天許多餐廳的菜單上，或是每一戶家庭的採買清單上，肯定都少不了義大利麵。現在，有八十％的加拿大家庭，每週至少會吃一次義大利麵。同時，我們點心零嘴的選項也大量激增：脆餅、墨西哥三角玉米片、玉米片、德國結椒鹽脆餅和無數的餅乾等，不勝枚舉。

一九七〇年，北美人平均每人吃進約六十一公斤的穀類。到了二〇〇〇年，這個數值飆升到了九十公斤，增加了將近五十％！為什麼我們要擔心這個問題？小麥、玉米和米不是低脂食物嗎？穀類怎麼會讓我們變胖？

越精緻加工的米麥穀類，容易消化，也越容易餓

答案就在於今天我們吃進的穀物種類，大多數都是以精白麵粉的形式出現。精白麵粉是由整粒的小麥開始加工製造，在磨坊時，工人會先蒸煮小麥，再以細小鋒利的刀片剝去它的最外層的麩皮，留下麩皮下的胚乳。接著胚乳中的胚芽和油脂也會被去除，因為它們很容易酸敗，

無法滿足商業考量的需求。在這些步驟之後，剩下的即是未經漂白的麵粉。最後，這些麵粉再經過精白程序的加工後，就變成了精白麵粉，用來製作我們吃的絕大多數麵包、貝果、馬芬蛋糕、餅乾、脆餅、麥穀片和義大利麵。甚至有許多「雜糧」麵包的棕色麵包體，也只不過是加了人工色素的白麵包罷了。

穀類並不是現代唯一經過高度加工的食物，數百年前，人們餐桌上的食物大多直接來自農場；當時沒有冰箱，也缺乏食品化學的相關知識，這意味著大多數的食物都以原型保存。然而，隨著科學的進步，以及許多女性放下鍋鏟、投入職場等因素，引發了調理食品界的一場革命。所

1970~2000年，每人平均攝取的穀類磅數

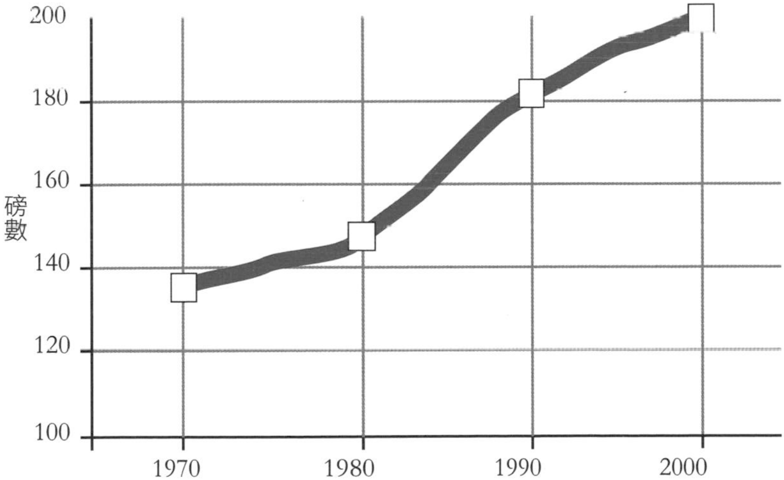

資料來源：美國農業部（1970-2000）

有事情進行的步調都變快了，調理的過程也簡化。時至今日，非常適合用來製作鬆軟麵包和派餅的細緻麵粉，不是用傳統的石磨碾製而成，而是產自高速磨粉機的鋼製滾軸。現在我們不僅有即食米飯和馬鈴薯，還有整份的即時餐點，食用前只需要放到微波爐裡微波幾分鐘，立刻就可享用。

這些食品的問題在於，**當原始食物經過的加工程序越多，身體進行消化所需耗費的心神就會越少。消化食物的速度越快，再次感到飢餓的速度也會越快，並且很容易吃進更多的食物。**我們都知道吃進一碗細火慢煮的傳統燕麥粥，和一碗冷泡甜麥片後，它們之間的差異性。燕麥粥讓你長保飽足感，套句我母親說的話：「會撐破你的肚皮」；相反的，吃下冷泡甜麥片的一個小時後，你就會開始想吃下一餐。這正是為什麼過去我們的祖先沒有肥胖問題的原因所在，他們吃的食物基本上都是未經加工的天然食物。所有大型的食品公司都差不多是在上一個世紀才出現，如卡夫（Kraft）、通用食品（Gerneral Foods）、家樂氏（Kellogg's）、麥肯（McCain）、納貝斯克（Nabisco）和台爾蒙（Del Monte）。

根本的問題是，現在我們吃進的食物太好消化了。我們顯然無法讓時光倒轉，回歸到過去簡樸的時代，但是我們應該要知道如何去減緩身體進行消化的速度，好讓我們不會常常覺得肚子餓。現代人能夠做些什麼？這個嘛，**我們必須吃「釋放速度慢」的食物，也就是說它們在消**

化系統中被分解的速度比較慢，因此我們感到飽足的時間就會延續較久。

我們要怎樣辨認出「釋放速度慢」的食物呢？升糖指數量表即為我們找出它們的主要工具，接下來我將向你說明這份工具。升糖指數（Glycemicindex；GI）不僅是這份飲食的核心所在，亦是成功控制體重的關鍵。

升糖指數：評估食物是否讓血糖快速大起大落

升糖指數是用來評估你吃進食物後，它在你體內消化轉化為葡萄糖——你身體的能量來源——的速度。食物分解的速度愈快，在這分量表的排名就愈高。這分量表把糖（葡萄糖）定義為一百，其它食物則以此作為基準點，計算出相對應的數值，下一頁的表格中舉出幾個常見的食材GI值為例。

GI值究竟會如何影響血糖值？比較吃進糖和菜豆後對血糖的影響，菜豆屬於低GI食物，當你吃進由葡萄糖組成的糖時，它會快速地轉化成葡萄糖，溶入血液，使血糖飆升。同樣的，這個血糖高峰消失的速度也很快，因此你會想要再多吃一點東西。

你有沒有過這樣的經驗：吃完一大份充滿麵食和米飯的餐點後，不到一、兩個鐘頭卻開始肚子餓？這是因為麵條和米飯為高GI食物，所以身體會快速地將它們轉變為葡萄糖，接著這些葡萄糖又會快速地從血液中消失。我們都常常有過這類的經驗：**在吃完一份主要由高GI食物組成的速食中餐後的一小時左右，感到昏昏欲睡，這是快速飆升又迅速下降的血糖所造成，這使得我們渴望能量。**所以接下來我們會做些什麼？午後時分，我們就會想來份能夠快速上升血糖的甜點或是零嘴，好讓我們走出血糖的低谷。或許是幾片餅乾，或許是一包洋芋片，它們又將為你帶來另一陣來得快、去得也快的血糖高峰，使你陷入一股永不止息的惡性循環，難怪我們是嗜吃零食的國家！

當我們吃進高GI食物時，血糖快速飆升，此時胰臟將分泌一種荷爾蒙，也就是胰島素，可以非常妥善地處理好兩件事情：

第一，胰島素能透過兩條路徑降低血液中的葡萄糖濃度，將血糖引導至體內需要立即性使用能量的組織，或是轉為貯存成脂肪，這就是為什麼血液中的葡萄糖會消失得如此快速的原因。

常見食物的GI值

法國長棍麵包	95	甜甜圈	76	馬芬蛋糕（含麩皮的麵粉製）	56	燕麥片	42	義大利寬板麵	32
即食米飯	87	圈圈餅（Cheerios）	75	低脂爆米花	55	義大利麵條	41	豆子	31
烤馬鈴薯	84	貝果	72	柳橙	44	蘋果	38	葡萄柚	25
玉米片	84	葡萄乾	64	麩皮	43	番茄	38	零脂無糖優格	14

第二，胰島素能抑制體脂肪再轉變回葡萄糖，這項特性與人類的演化有關。回顧我們以狩獵、採集維生的遠古祖先，當時他們通常都是有一餐、沒一餐的。因此當食物富足的時候，身體就會將多餘的能量貯存為脂肪，以便對抗日後無法預期的饑荒時刻。胰島素在這個過程中發揮了極大的功能，不僅有助於累積脂肪，同時也避免脂肪被消耗掉。

今日，除了我們的胃口沒有改變之外，什麼都變了。我們的消化系統在經過數百萬年的演化，方演化出了這套因應機制，相較之下，糧食的大革命卻在一眨眼間就解決了這個問題。我們不再需要去捕獵和找尋食物了，因為在超市，我們就有各式貨源充足且色香味美的高度加工食品。不僅吃進了更多容易消化的熱

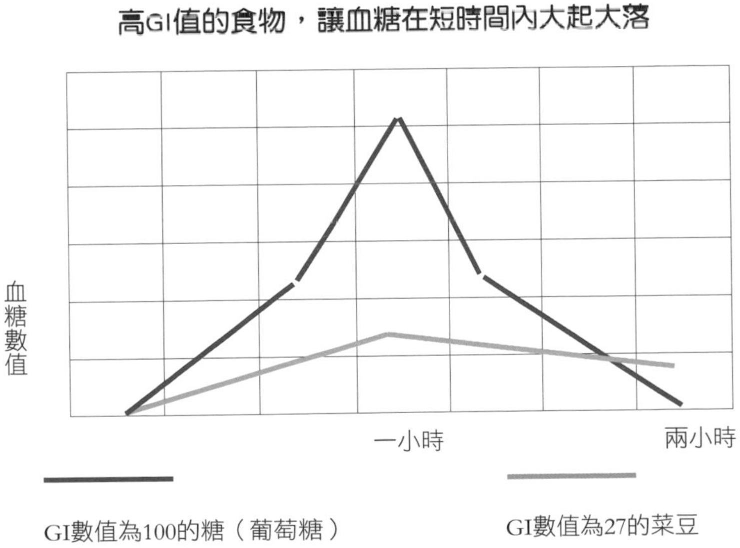

量，在覓食和保暖方面，我們也不再消耗那麼多的熱量，這曾經是我們的原始人祖先最關注的兩大民生問題。

由於胰島素兼具引發貯存葡萄糖途徑的關鍵角色，以及保護脂肪細胞的哨兵功能，因此當你在減重時，不能讓胰島素的數值太高，這表示你要避免攝取高GI的食物。如果將高GI食物上升血糖的速度比做野兔，那麼蘋果這類的低GI食物大概就是烏龜了。在你的消化系統中，低GI食物會以緩慢穩定的速度分解，所以你吃的時候，血糖並不會立刻上升，但是就像烏龜一樣，**血糖仍會平穩的提升，這也讓你比較不容易感到餓**。因此，假如想要減重的話，你必須吃低GI的食物。

然而，即便你吃的是低GI食物，也不一定能獲得令人滿意的成果，我們是否能成功減去體重，還有另一個重要的因素，那就是食物所含的熱量。減重不只要吃低GI食物，也要減少熱量的攝取，換句話說，這份GI飲食的「妙方」就是少糖低脂。相較於高GI、高熱量的食物，低GI、低熱量的食物更能讓你感到飽足。稍後在本書中，我將提供你一份完整的圖表，它將幫助你判斷哪些食物會讓你發胖，哪些食物又會讓你變得輕盈。不要先入為主的以為低GI食物乏味又無趣，這裡有許多令人食指大動又心滿意足的選擇，甚至還會使你覺得自己並不是在進行飲食控制。

有三個重要的元素，可以減緩食物在消化系統中被分解的速度：**纖維素、脂肪和蛋白質**。

簡單來說，纖維素就是一種可以填飽肚子的低熱量食物，事實上它有兩種用途：**確實填飽胃袋，所以你會覺得飽足；同時，身體也需要花比較長的時間去分解它，因此它會待在你的胃裡比較久，進而減緩了食物被消化的速度。**纖維素分為兩種：水溶性和非水溶性。水溶性纖維素具有降低膽固醇的功效，你可以在燕麥片、豆類、大麥和柑橘類水果中找到。非水溶性纖維素則是保持腸道正常蠕動的重要元素，存在於全穀類麵包、麥穀片和大多數的蔬菜中。

脂肪就跟纖維素一樣，在消化的過程中扮演剎車的角色。當脂肪和其它食物一起被吃進肚子裡時，將成為一股對抗消化液的屏障；**另外，脂肪也會向大腦發布信號：你已經飽了，不用再吃進更多的食物**。只不過，我們知道許多脂肪對心臟有害，而且每公克的熱量還是碳水化合物和蛋白質的兩倍。由於在消化的過程中，蛋白質也扮演了煞車的角色，所以現在就讓我們來細細探究。

蛋白質：直接影響肌肉、皮膚和器官的重要成分

身體脫去水分後的重量中，有一半都是由蛋白質組成，也就是說，這一半的蛋白質構成了

你的肌肉、臟器、皮膚和毛髮。顯然，**蛋白質在你的飲食中有不可或缺的地位，因為你需要用它來建造和修復身體的組織，而且體內幾乎所有的代謝反應都少不了它。**

除此之外，蛋白質止餓的效果比碳水化合物或脂肪好很多。它會使飽足感延長，這也就是為什麼每一份正餐和點心，都必須搭配一些蛋白質的緣故，能幫助你保持警覺並且感到飽足。不過在這裡還是要提醒一個老生常談的重點：蛋白質的種類很重要。很多食物中都有蛋白質，不是只會出現在有含有大量飽和脂肪、或說「劣等」脂肪的紅肉和全脂乳製品裡，動物和植物性食物中皆有它們的蹤跡。

去皮雞肉、瘦肉和新鮮的魚，打造好體質

所以，飲食中應該涵蓋哪些蛋白質呢？選擇低脂的蛋白質：瘦肉或已經除去所有可見脂肪的低脂冷盤肉片；去皮的禽肉；新鮮、冷凍或罐裝的魚類（但請不要吃裹有麵衣的魚，那含有大量的脂肪）；低脂乳製品，如脫脂牛乳（信不信由你，在連續喝了幾週後，喝起來的味道就會跟含有二%乳脂的牛乳一樣）；低脂優格（選購添加人工代糖的優格，因為當優格的脂肪含量下降時，製造商往往會調高糖分的比例）以及低脂酸乳白乾酪；蛋白液或蛋白以及豆腐。

最令大家吃驚的是，蛋白質的最佳來源可能非謙卑的豆類莫屬，豆子含有大量的蛋白質和纖維素，且脂肪含量低，在消化系統中被分解的速度慢，因而使飽足感維持比較久。你也可以把豆子加在湯品或沙拉裡，這將能提升這些食物的蛋白質和纖維素含量。堅果亦是良好的蛋白質來源，並且還具備優質的單元不飽和脂肪；可是豆類熱量很高，必須限制攝取的分量。或許提升蛋白質攝取量最簡單的方法，是直接吃調味的分離乳清蛋白粉，只要加一到兩湯匙到早餐麥穀片中，或是混入脫脂牛乳中，成為平日飲用的美味蛋白飲品。

還有一項和蛋白質有關的重點，那就是將每日蛋白質總攝取量平均分配在三餐中。早餐時，我們很常匆匆忙忙的喝杯咖啡、吃片吐司了事，這是一份完全不含蛋白質的正餐。中餐有時候也不會好到哪裡去：一碗擺上些許蒸煮蔬菜的義大利麵，或是一份搭配大蒜麵包的蔬菜沙拉。蛋白質在哪裡？午後的點心通常是一塊餅乾、一片水果或是一顆馬芬蛋糕，它們所含的蛋白質不到一公克。一般來說，我們到了晚餐才會攝取到含有蛋白質的食物，而且往往會一次吃進所有的每日建議攝取量，甚至還會超過。不過在一天之中，你越早吃進蛋白質越好，因為蛋白質是腦部重要的食糧，**腦部傳導信息的神經傳導物質需要胺基酸，若白天就吃進蛋白質，可以讓你在日常活動時思路敏捷、靈活**。儘管如此，但就如同我先前說的，最好還是將蛋白質攝取量平均分配在三餐中，這能幫助你整日都保有清晰的思路和適當的飽足感。

現在我們知道了碳水化合物、脂肪和蛋白質對我們消化系統的影響，以及是什麼原因使我們發胖，接下來，就讓我們利用科學，整合出一份甩去多餘體重的飲食計畫。然而，在此之前，我們必須先看看，你應該要減掉多少體重。下一章的內容，會教你如何正確的使用ＢＭＩ量表，找出你的健康體重。

第二章　健康、過重或肥胖，你需要減重嗎？

在這個世代，我們很容易對何謂「健康的體重」感到迷惑，因為媒體上的超級名模或是電視影星往往都擁有過度纖細的體態。總體重來自於皮膚、骨頭、臟器和毛髮（全身上下所有組織）加起來的重量。**身上過多的脂肪，才是應該要減去的部分，所以我們必須要知道，你的體脂肪是否過量**。

有許多方法可以檢測身體的脂肪含量是否過量，這些方法諸如皮脂測量（誤差值可能很大）或是需要運用高等數學計算的複雜公式和表格。**最佳的方法是身體質量指數（Body Mass Index），簡稱ＢＭＩ，是唯一經過國際認可的評估工具，能夠透過身高和體重推算出相對應的體脂肪含量**。

先在ＢＭＩ量表（見P30～31）中找出你的身高，接著再找到體重，兩者的交會處即為你的ＢＭＩ數值。

ＢＭＩ量表將體重分為好幾類，每一類涵蓋的體重範圍也很廣：標準體重（ＢＭＩ十八‧五～二十三）、過重（ＢＭＩ二十四～二十七）、輕度肥胖（ＢＭＩ二十七～二十九）、中度肥胖（ＢＭＩ三十～三十四）以及重度肥胖（ＢＭＩ三十五以上）。舉例來說，一位身高一百六十五公分的女性，她的健康體重範圍，將落在五十二公斤（ＢＭＩ十九）至六十五公斤（ＢＭＩ二十四）之間。範圍設定的這麼寬，主要是要因應每個人骨架之間的差異性。

女性可以依據手腕粗細來評估骨架大小，請用捲尺丈量手腕最細的地方，將所得數值對照下表。若要擁有健康的體重，小骨架者的ＢＭＩ應在十九～二十一，中骨架者為二十一～二十二，大骨架者為二十三～二十四。

男性方面則比較簡單。所有身高超過一百六十五公分的男性，腕圍皆適用下方的標準：

腕圍＜十六．五公分者＝小骨架；腕圍＝十六．五～十九公分者＝中骨架；腕圍＞十九公分者＝大骨架。

（資料來源：美國國家醫學圖書館，National Library of Medicine）

腕圍（公分）	身高＜157公分	身高157～165公分	身高＞165公分
＜14	S	S	S
14～14.6	M	S	S
14.6～15	L	S	S
15～15.8	L	M	S
15.8～16.5	L	L	M
＞16.5	L	L	L

*S=小骨架；M=中骨架；L=大骨架

*編註：因歐美女性骨架與亞洲女性稍有不同，表中數值為參考性質。

如果你年過六十五歲，我認為體重標準可以再放寬四～五公斤，這四～五公斤的體重能幫助你應付長期生病或是摔倒的突發狀況。基本上，每一個人的身體狀態、代謝狀況和基因組成都是獨一無二的，所以體重到底要有多重，其實並沒有任何硬性的規範。這份ＢＭＩ量表只是一個參考的標準，而非絕對值。

不過，設定目標是很重要的。每一個想要減重的人有一個動機，而這個動機不是我和ＢＭＩ量表提供的。因此，現在就定下你的減重目標，並且寫下來！記住，你才剛踏上旅程，請按部就班，別想要一步登天，體重絕對會漸漸下降的。

對ＢＭＩ值三十以上的人來說，可能會覺得這個任務十分困難，然而你卻擁有一項優勢，那就是體重下降的速度會比較瘦的減重者快。

假設你決定把目標定在ＢＭＩ二十二，先在量表上找出身高，並沿著該列搜尋出對應的ＢＭＩ數值（或是最接近的數值），接著在上方的「體重（公斤）」找出對應的數值，這就是你要達成ＢＭＩ二十二的目標體重。我們一起來看個範例：瑪莉的身高一百六十公分，體重七十五公斤。現在她的ＢＭＩ為二十九・三，而她想要降至二十二。這表示瑪莉必須再減去十七公斤，才能夠符合她所希望ＢＭＩ二十二時對應的五十八公斤的體重。

	65	68	70	73	75	78	80	82.5	85	87.5	90
	30.9	32.1	33.3	34.5	35.7	36.9	38.0	39.2	40.4	41.6	42.8
	29.9	31.0	32.2	33.3	34.5	35.6	36.8	37.9	39.1	40.2	41.4
	28.9	30.0	31.1	32.2	33.3	34.4	35.6	36.7	37.8	38.9	40.0
	27.9	29.0	30.1	31.2	32.2	33.3	34.4	35.5	36.5	37.6	38.7
	27.1	28.1	29.1	30.2	31.2	32.3	33.3	34.3	35.4	36.4	37.5
	26.2	27.2	28.2	29.2	30.2	31.2	32.2	33.3	34.3	35.3	36.3
	25.4	26.4	27.3	28.3	29.3	30.3	31.3	32.2	33.2	34.2	35.2
	24.6	25.6	26.5	27.5	28.4	29.3	30.3	31.2	32.2	33.1	34.1
	23.9	24.8	25.7	26.6	27.5	28.5	29.4	30.3	31.2	32.1	33.1
	23.2	24.1	24.9	25.8	26.7	27.6	28.5	29.4	30.3	31.2	32.1
	22.5	23.4	24.2	25.1	26.0	26.8	27.7	28.5	29.4	30.3	31.1
	21.8	22.7	23.5	24.4	25.2	26.0	26.9	27.7	28.6	29.4	30.2
	21.2	22.0	22.9	23.7	24.5	25.3	26.1	26.9	27.8	28.6	29.4
	20.6	21.4	22.2	23.0	23.8	24.6	25.4	26.2	27.0	27.8	28.6
	20.1	20.8	21.6	22.4	23.1	23.9	24.7	25.5	26.2	27.0	27.8
	19.5	20.3	21.0	21.8	22.5	23.3	24.0	24.8	25.5	26.3	27.0
	19.0	19.7	20.5	21.2	21.9	22.6	23.4	24.1	24.8	25.6	26.3
	18.5	19.2	19.9	20.6	21.3	22.0	22.8	23.5	24.2	24.9	25.6
	18.0	18.7	19.4	20.1	20.8	21.5	22.2	22.9	23.5	24.2	24.9

過重　肥胖

體重（公斤）

身高（公分）

	45	48	50	53	55	58	60	63
145.0	21.4	22.6	23.8	25.0	26.2	27.3	28.5	29.7
147.5	20.7	21.8	23.0	24.1	25.3	26.4	27.6	28.7
150.0	20.0	21.1	22.2	23.3	24.4	25.6	26.7	27.8
152.5	19.3	20.4	21.5	22.6	23.6	24.7	25.8	26.9
155.0	18.7	19.8	20.8	21.9	22.9	23.9	25.0	26.0
157.5	18.1	19.1	20.2	21.2	22.2	23.2	24.2	25.2
160.0	17.6	18.6	19.5	20.5	21.5	22.5	23.4	24.4
162.5	17.0	18.0	18.9	19.9	20.8	21.8	22.7	23.7
165.0	16.5	17.4	18.4	19.3	20.2	21.1	22.0	23.0
167.5	16.0	16.9	17.8	18.7	19.6	20.5	21.4	22.3
170.0	15.6	16.4	17.3	18.2	19.0	19.9	20.8	21.6
172.5	15.1	16.0	16.8	17.6	18.5	19.3	20.2	21.0
175.0	14.7	15.5	16.3	17.1	18.0	18.8	19.6	20.4
177.5	14.3	15.1	15.9	16.7	17.5	18.3	19.0	19.8
180.0	13.9	14.7	15.4	16.2	17.0	17.7	18.5	19.3
182.5	13.5	14.3	15.0	15.8	16.5	17.3	18.0	18.8
185.0	13.1	13.9	14.6	15.3	16.1	16.8	17.5	18.3
187.5	12.8	13.5	14.2	14.9	15.6	16.4	17.1	17.8
190.0	12.5	13.2	13.9	14.5	15.2	15.9	16.6	17.3

過輕　正常

男女腰圍數字超過八十、九十公分，健康風險大增

另外一項重要評估工具是「腰圍」，這項數值甚至比體重更能代表健康狀態。最近的研究發現，腹部脂肪的功能儼然就像是身體的另一個獨立臟器，只不過這個「臟器」對健康有害。腹部脂肪釋放了有害健康的蛋白質和游離脂肪酸，增加了得到心臟疾病、中風、癌症和糖尿病的風險。因此，女性腰圍在八十公分以上，男性腰圍在九十公分以上時，健康就會面臨威脅。當女性腰圍八十公分以上、男性九十公分以上時，得到心臟疾病、中風、癌症和糖尿病的機會就非常大；醫生將這類腹部肥胖者稱為蘋果型肥胖。

測量腰圍時，以肚臍為水平測量點。測量的過程中請不要刻意的吸氣、收肚子，只要保持輕鬆的站姿，並讓皮尺服貼在你的腰側肌膚即可。

前面所舉的例子中，十七公斤是瑪莉必須減去的脂肪重量，這些脂肪是她的貯能槽。為了降低體重，瑪莉必須將這些脂肪細胞中的脂肪消耗掉。這讓我想起了二次大戰時期間，英國用的一套奇特的裝置。當時他們著名的雙層巴士上層被改裝成天然氣的貯存槽，是由一個大型氣球組成。當裝滿天然氣時，在巴士頂部的氣球會鼓成直徑數公尺大的球體。巴士行駛在路上後，氣球便會開始逐漸變小，直至到達目的地時，站務人員才又會再重新填滿這顆燃料耗盡的大氣球。把我們的體脂肪想像成這樣：當消耗能量時，這個氣球的體積就會逐漸變小，只不過

我們的氣球是長在腰間、屁股和大腿上。

第一階段，花三～六個月讓BMI回歸健康值

言歸正傳，那麼該如何把脂肪細胞中的能量消耗掉呢？答案是：**每日攝取的熱量，必須少於需求量**。因為這會迫使你的身體開始利用體內貯存的脂肪來彌補短缺的能量。我知道現在沒有人想聽到關於熱量的事，特別是已經和減重長期抗戰卻沒什麼成果的人。儘管如此，但是除非你是那些少數的幸運者，擁有怎麼吃也吃不胖的基因和體質（倘若你是這種體值，又何需閱讀本書），否則如你我般的凡夫俗子，是不可能避免這個原則的。然而千萬別就此灰心喪志：你可以很輕鬆地降低每日熱量攝取量，而且不會因此餓肚子、或是必須對吃進嘴裡的食物熱量精打細算。

一份簡單的飲食計畫必須符合生活的現況，而我保證，現在這份計劃就是如此。這套計畫分為兩個階段。**第一階段時，你需要減少熱量攝取量，燃燒掉過多的脂肪細胞，使體重降到健康、理想的數值**；這個階段大概要花三到六個月的時間，用簡單的數學即可算出你所需要的時間。一公斤的脂肪大約含有七千七百大卡的熱量，如果你一週要減掉半公斤，你每天必須減少約五百五十大卡的熱量（五百五十×七天＝三千八百五十大卡）。也就是說，假如你想要減掉

十公斤，你大概需要花二十週的時間。

上述的這個準則是針對必須減去十％體重的人，不過若你必須減去的體重更多，那麼好消息是，就算你減少的熱量和前者相同，你每週減去的公斤數會更多。ＢＭＩ值愈高，體重減輕的速度愈快。就ＢＭＩ三十以上的人而言，通常每週平均可以減去一公斤～一公斤半的體重。

來談談體重計，這很重要，因為它可以讓你獲得準確的體重數值。很多人的體重計可能都已經用了好幾年，它們大多是指針式的體重計（有指針或是轉盤的構造）。這類體重計在使用一段時間後，會因為彈簧失去彈性而變得非常不準確。所以請幫你自己一個忙，去購買一個平價的**電子體重計**。

第二階段，無痛維持健康飲食，持續一生不復胖

儘管二十週的飲食控制看起來很久，可是請換個角度想，相較於未來的好多、好多年都可以擁有勻稱、健康的身體，這將近半年的時間又算什麼呢？**這不是一個三分鐘熱度的飲食，這樣的飲食方式不會成功**。事實上，有九十五％的飲食無法達到永久性減重效果，都是因為大家不能或是無法貫徹。原因很簡單：餓肚子或是吃不飽，或是厭倦了對熱量或碳水化合物的錙銖必較，也可能因此感到精神不振或情緒低落。

然而，進行GI飲食並不會餓肚子或是吃不飽，你不再需要餐餐計算熱量，而且會幫你重新找回曾經以為永不復返的充沛活力。

假使你真的希望能夠徹底地減去體重，我在此提供一個最重要的概念：你必須徹底改變飲食習慣。我最常聽見因GI飲食受惠的讀者告訴我，**這不太像是一份飲食，反倒像是一套能夠奉行一生的全新生活方式**。GI飲食是一份有益健康的飲食型態，同時也是一條通往永久減重的必勝路徑。

我之所以會先將這些數值算給你看，是為了幫助你了解這份飲食，知道它將會發揮怎樣的功效。但是，我並不希望你以為自己需要不斷的計算熱量！GI飲食計畫早就已經將每日熱量計算納入考量，我為你完成了所有的運算、規劃和評估，並且將你喜歡吃的食物依據紅綠燈的顏色區分為三大類，這份簡便易行的分色系統將讓你不必再去計算任何熱量。

一旦達成了目標BMI值，你就可以開始進入第二階段。此時熱量攝取量和消耗量之間將保持在平衡的狀態，因為你不需要再減重了，所以我們能夠稍微把原則放鬆一點，而**第二階段的飲食方式即是你將奉行一輩子的飲食方式**。聽起來很簡單吧？的確如此！現在，就讓我們來看看第一階段的GI飲食要做些什麼。

第三章　GI飲食的第一階段，你該吃什麼、該吃多少？

在瞭解GI飲食的理論和科學依據之後，現在該是我們身體力行的時候了！如你所知，這份計畫的第一階段是減輕體重，所以讓我們一起深入瞭解這部分的細節：吃什麼、吃多少以及用餐的頻率。在本書的〈附錄一 GI飲食「紅黃綠」燈三區食物完全攻略〉中，你可以找到哪些食物該吃，而又有哪些食物應該避免，以下是各類顏色的食物所代表的意義：

紅燈食物	紅色欄位中的食物含有大量的飽和脂肪，屬於高GI、高熱量，往往都應該避免食用。
黃燈食物	黃色欄位中的食物屬於中GI食物，應該謹慎食用。GI飲食有兩個階段：第一階段是本飲食的減重時期，因此在此階段你必須避開黃燈食物。不過，一旦你達到目標體重後，就進入了第二階段的維持時期，此時就可以開始適度享用黃燈食物。

綠燈食物

綠色欄位中的食物屬於低GI、低熱量以及飽和脂肪含量低的食物，這些食物有助你減重。千萬不要以為它們索然無味！這些美味多樣且令人滿意的選擇，甚至會讓你忘了正在進行飲食控制。

依照GI飲食的「紅黃綠」分類，聰明選擇食物

看到馬鈴薯和米飯出現在綠燈區時，你可能會很驚訝，只要選對種類，其實都是好食物。烤馬鈴薯和炸薯條都是高GI食物，然而水煮的小顆（最好是剛採收的）馬鈴薯卻屬於低GI食物；中式和泰式餐廳使用的短米和糯米屬於高GI食物，但長米、糙米、印度香米和野米則屬於低GI食物。麵食也是綠燈食物，前提是不要煮得太軟爛，口感要富有嚼勁。

食物經過任何加工，包括烹煮，都會增加GI數值。因為熱會打斷食物中的澱粉分子和纖維素，這讓你的消化液更好消化吸收它們。這就是為什麼永遠不要過度烹煮蔬菜的原因，你可以用微波或是水煮的方式烹調蔬菜，煮到變軟即可。這類烹煮方式可以保留蔬菜的維生素和其它

營養素，以及維持低GI特性。請記住，**這份飲食的目的，是要讓我們緩慢地消化吃進的食物**，所以要避免任何可能加快消化速度的因素，如增加食物的GI數值。

下一章中，我將列舉出早餐、午餐、晚餐和點心的最佳綠燈食物選項。

每一餐的分量，可以吃多少？

GI飲食每天有三個正餐和三份點心，我的母親總喜歡說「一開生百邪」，這與胃的運作原則有異曲同工之妙。也就是說，假如你的胃沒有持續地消化食物，供給腦部和肌肉穩定的能量，胃就會開始自己找東西來消化。你可以隨心所欲的攝取綠燈食物。不過，攝取這些食

綠燈食物在一餐當中的攝取分量

薄脆餅乾（含高纖，如高纖脆餅）	2片
綠燈麵包 （每片至少含有3公克的纖維素）	1片
綠燈麥片、穀片	半杯
綠燈堅果	8－10顆
人造奶油（非氫化油製、低脂）	2茶匙
紅肉、魚肉、禽肉	110公克（約一副撲克牌大小）
橄欖油/芥花油	1茶匙
橄欖	4－5粒
麵食	1杯熟麵
馬鈴薯（水煮，最好是剛採收的）	2－3顆
米（印度香米、糙米、長米）	2/3杯

物時，你還是需要有點基本概念，並適量攝取。好比說，在一餐中吃三顆柳橙或兩顆高麗菜，那就不叫做適量。

蔬菜2、蛋白質1、碳水化合物1的完美比例

如果可以的話，每一份正餐和點心的蛋白質、脂肪和碳水化合物（尤其是蔬菜和水果）請都攝取綠燈食物。有一個簡單的方法可以將分量具體化，那就是把餐盤分為三個區塊。餐盤的一半應該放滿兩種以上的蔬菜；四分之一則應該放上蛋白質，如瘦肉、禽肉、海鮮、蛋類或豆腐；最後四分之一的餐盤則應該擺上一份綠燈區的米、麵或馬鈴薯。

將晚餐用的大餐盤更換成午餐用的餐盤大小，即為降低攝取量的最簡便方式之一。研究已經顯示，對減低熱量攝取來說，這是一個非常有效的辦

GI飲食的營養素攝取比例

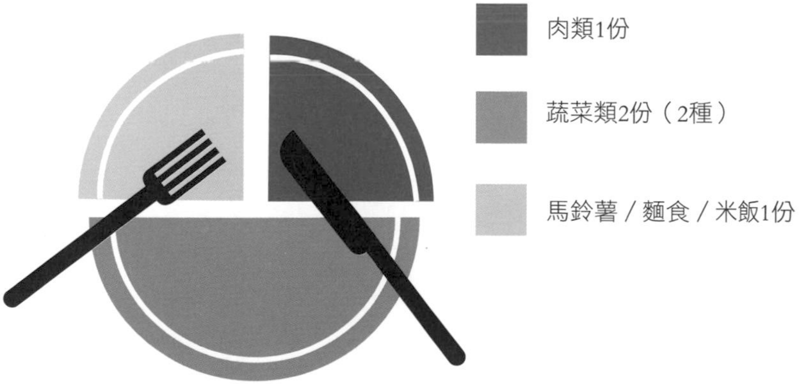

法，而且不會讓執行者產生進食量縮減、被欺騙的感覺。

三次正餐和三份點心，請定時用餐

請試著每天定時用餐，如果沒吃早餐和午餐，到了晚餐你可能會餓到前胸貼後背，因而吃進過多食物。早午餐之間吃一份點心，下午和睡前也各吃一份。**如此一來，消化系統就會保持適度的忙碌**，而你也不會再出現渴望攝取紅燈區零食的念頭。

第四章　三餐中的常見食材，該如何選對綠燈飲食？

早餐

實行GI飲食中，你能吃些什麼？讓我們先從早餐說起。我知道你一直被告誡「早餐是一天當中最重要的一餐」，也確實如此。早餐是經過一夜長達十二小時以上「禁食」後的的第一餐，也是開啟一天活力的一餐。享用一份健康的早餐將讓你神清氣爽、精神百倍。另外，你也不必一到辦公室還要匆忙去買杯咖啡和麵包。天天吃早餐不代表必須早起，如果你有時間滑手機或是化好全妝，那麼你一定也有時間準備並享用一份綠燈早餐。

以下列出常見的早餐食物，並用GI飲食的紅黃綠三色加以分類；想要看到完整的食物清單，請參考〈GI飲食「紅黃綠」燈三區食物完全攻略〉。在表格之後，我們再更深入的探討一些常見的早餐選擇。

早餐	紅燈	黃燈	綠燈
蛋白質			
肉和蛋品	一般培根	火雞培根	豬背燻肉
	香腸	全蛋（富含 omega-3）	瘦肉火腿
			蛋白液／蛋白
乳製品	乳酪	牛奶（含 1% 的乳脂）	白脫牛奶
	鮮奶油	奶油乳酪（低脂）	極低脂乳酪
碳水化合物			
五穀類	速食燕麥片	小米粥	
	可可脆米早餐、玉米片	大麥麥片早餐	
米飯	蓬萊米、糯米（電鍋煮好）	白粥	米糠粥、黑米粥
	白飯配生雞蛋加醬油	白飯配脆瓜	速食白飯
油脂類			
人造油、植物油	奶油	大部分堅果	杏仁 *
	硬質人工奶油	天然果醬	芥花油 *
	花生醬（一般配方和低脂配方）	花生醬（百分之百純花生）	榛果 *
	熱帶油品	花生油	橄欖油 *
	植物性起酥油	軟質人造奶油（非氫化油）	軟質人造奶油（非氫化油、低脂）*
		植物油	
果汁			
	水果飲料	蘋果汁（無糖）	吃水果，不喝果汁
	黑棗汁	葡萄柚汁（無糖）	
	含糖果汁	柳橙汁（無糖）	

*攝取的分量有所限制（請見P38）。

果汁

永遠都要吃完整的水果或蔬菜，而不要只喝榨出的汁。水果本身比它的汁液含有更多的營養素和纖維素，這項事實在市售果汁上特別能得到應證。再者，**因為果汁是經過加工的食品，所以被消化吸收的速度會比原本的水果更快**。生活中的小常識能更具體地告訴你這個觀點：有胰島素問題的糖尿病患，若出現低血糖症（血糖過低）的狀況，我們通常會給他喝一杯柳橙汁，能夠快速讓血液中的葡萄糖濃度上升。也就是說，果汁和我們所要達成的目標完全背道而馳；更糟的是，一杯柳橙汁的熱量還是一整顆新鮮柳橙的二・五倍。

麥片、穀片

大燕麥片或是細火慢煮的燕麥粥是最好的選擇，原因有兩個：其一，燕麥片會讓你一整個早上充滿飽足感；其二，能夠降低膽固醇，有益心臟健康（只需要微波三分鐘左右即可食用）。燕麥粥是我最愛的早餐，我會搭配無脂水果優格、杏仁片和一些莓果享用，美味極了！

冷泡麥、穀片方面，**請你挑選高纖產品，這類產品的每份食用量至少含有十公克纖維素**，在麥穀片的包裝上，你可以清楚地看到纖維素含量。儘管這些麥穀片本身並沒有太多的花樣，但是你可以透過加入新鮮或冷凍的水果、莓果或堅果來豐富它的滋味。這當中也有一、兩種是高蛋白的麥穀片，這些都是很好的綠燈食物。**選購時，請挑選每份食用量至少含有十公克蛋白質的麥穀片產品。**

乳製品

請優先選擇脫脂牛奶，雖然我過去對脫脂牛奶敬謝不敏，不論是加入麥穀片或是單純的作為飲品，但是我仍舊試著接納它。請漸進式的養成使用脫脂牛奶的習慣，你可以先將全脂牛奶換成含有二％乳脂的牛奶，再逐步換成含有一％乳脂和脫脂牛奶。現在我就覺得二％乳脂牛奶的風味跟全脂牛奶一樣滑順。

優格對我們的健康確實有益，可是請務必挑選低脂或是無脂，並且選擇添加代糖，而非一般糖類的產品，**因為一般低脂優格的熱量，幾乎是代糖低脂優格的兩倍**。有許多關於代糖的負面印象和錯誤信息，主要是來自製糖工業。因此，這也使得全世界進行了許多的相關研究，這當中沒有一項研究顯示，長期食用代糖會對我們的健康造成損害，它們都是安全且有助於控制熱量的產品。只是，就跟大部分的食物一樣，請你也不要過量食用。我們家最喜愛的代糖品牌是Splenda，跟阿斯巴甜不同，在烘焙時也可以使用。你最好的選擇是無脂的希臘優格，雖然價格比較昂貴，而且有時候也不太常見，但是它的蛋白質含量是其他優格的三到四倍。

茅屋起司（cottagecheese）富含優質蛋白質，你可以搭配水果或減糖果醬食用，使它的味道更豐富。不過再次提醒你，請挑選乳脂量為一％或是無脂的版本。

其他的乳製品請少量使用，**避免使用一般的乳酪，它們所含的大量飽和脂肪會阻塞你的血管**。當提到它對我們健康的影響時，乳品業總有一大堆說詞。媒體上大量的乳酪廣告和促銷活動都應該受到譴責，因為他們鎖定的廣告對象往往是兒童。如果你很愛吃乳酪，那麼請選擇無脂者或是風味較重者，例如斯提耳頓乾酪或是羊乾酪，少量地灑在菜餚上作為調味。

麵包

永遠選用百分之百全麥麵包，或是其他每片至少含有三公克纖維素的全穀類麵包，限制自己每餐只能吃一片。

蛋品

選擇低膽固醇、低脂的蛋液。跟一般蛋品不同，蛋液不含有大量的膽固醇，是很好的綠燈食品，請多加選購。

抹醬

不要使用奶油，你可以選購目前市面上幾款優質的低脂非氫化軟質人造奶油，不過必須少量使用。

避免使用所有的果醬，因為這些產品的主成分是糖。請選購「雙倍果量，不加糖」的果醬，它們的滋味棒極了，不僅營養比較豐富，熱量也比一般的果醬低很多，是提升燕麥片、高纖穀片和茅屋起司風味的完美佐料。

培根

很抱歉，一般的培根屬於紅燈食物，你可以選擇用其他的肉品取代，如加拿大豬背燻肉、火雞培根和瘦肉火腿。

咖啡

最好選用去咖啡因的咖啡，因為咖啡因會刺激胃口。你也可以換成茶飲，咖啡因含量明顯比咖啡低許多。儘管如此，但假如你無法忍受早上不來上一點咖啡，那麼你就喝吧，只不過一天只能喝一杯。飲用時絕對不要加糖，牛奶也請使用只含一％乳脂或脫脂的牛奶。更多關於早餐的建議和食譜，請見第八章。

午餐

對於上班族來說，大部分人的午餐都不是在家吃，所以這可能是最大的問題，午餐受到時間、預算的限制，同時也要考慮到當下取得這些食材的便利性。然而，只要運用一點技巧，你也可以輕鬆地吃一份符合綠燈原則的午餐。

你有兩個選擇：自己帶便當，從家中的廚房打包綠燈菜餚；或是到外面的餐廳外食（更多午餐食物清單，請參考〈GI飲食「紅黃綠」燈三區食物完全攻略〉）。

帶便當的選擇

想要確保午餐符合綠燈原則，最簡便的方法就是自備便當。帶便當還有其他的好處：省錢，又可以讓你有更多的休息時間。倘若你習慣午餐外食，請參考第九章的內容。

午餐	紅燈	黃燈	綠燈
蛋白質			
肉、蛋、魚	牛絞肉（脂肪含量超過10%）	牛絞肉（瘦肉）	所有新鮮、冷凍或罐裝（水漬）的魚類和海鮮（沒有裹任何的麵衣）
	牛肉漢堡肉	羊肉（瘦肉片）	牛肉（瘦肉片）
	熱狗	豬肉（瘦肉片）	雞胸肉／火雞胸肉（去皮）
	肉醬	板豆腐	蛋白
	加工肉品	火雞培根	牛絞肉（特瘦肉）
	一般培根	全蛋（富含omega-3）	熟食的瘦肉
	香腸	雞腿／火雞腿肉（去皮）	蛋液
			豆腐
			小牛肉
碳水化合物			
米飯	蓬萊米、糯米（電鍋煮好）	白粥	米糠粥、黑米粥
	白飯配生雞蛋加醬油	白飯配脆瓜	速食白飯
	壽司米、海苔手卷		鮭魚壽司、海苔壽司
	烤飯糰	日式咖哩飯	
麵食	新鮮小麥麵條	乾米粉（燙熟）	新鮮米粉（燙熟）
			乾粉絲（燙熟）
			龍口粉絲
	乳酪或肉醬義大利麵		義大利麵（義大利寬板麵、義大利麵條、筆管麵、義大利細麵、義大利細扁麵、通心粉）*

午餐	紅燈	黃燈	綠燈	
碳水化合物（續右頁）				
	麵條（罐頭或是泡麵）			
麵包	貝果	薄脆餅乾（含纖維素）	薄脆餅乾（高纖配方）*	
	法國長棍麵包／可頌	口袋餅（全麥）		
	蛋糕／餅乾	全穀類麵包*	藜麥	
	通心粉佐乳酪		全穀類、高纖麵包（每片至少含有3公克的纖維素）*	
	馬芬蛋糕／甜甜圈			
	煎餅／鬆餅			
	披薩			
蔬果				
水果、蔬菜	各種豆類	杏桃（新鮮和乾燥的）**	蘋果	橄欖*
	薯條	朝鮮薊	芝麻葉	洋蔥
		馬鈴薯（水煮）	馬鈴薯（水煮新鮮／小顆）	
	甜瓜	香蕉	蘆筍	柳橙（所有品種）
	大部分的果乾	甜菜	酪梨*	桃子
	防風草	玉米	四季豆／扁豆	梨子
	馬鈴薯（泥狀或烤製）	奇異果	甜椒	豌豆
	菁蕪甘藍	芒果	黑莓	辣椒
	西瓜	木瓜	藍莓	醃黃瓜
		鳳梨	綠花椰菜	李子
		南瓜	甘藍	蘿蔔

午餐	紅燈	黃燈	綠燈	
蔬果（續上頁）				
水果、蔬菜		地瓜	胡蘿蔔	覆盆莓
		山藥	白花椰菜	雪豆
			芹菜	菠菜
			茄子	櫛瓜
		黑葡萄	葡萄	草莓
			黃瓜	番茄
			葡萄柚	蘋果
			櫻桃	
			檸檬	
			萵苣	
油脂類				
	奶油	美乃滋（低脂）	杏仁*	
	硬質人造奶油	大部分堅果	芥花油*	
	美乃滋	花生醬（百分之百純花生）	美乃滋（無脂）	
	花生醬	花生油	橄欖油*	
	沙拉淋醬（一般配方）	沙拉淋醬（低脂）	沙拉淋醬（低脂低糖）	
	熱帶油品	軟質人造奶油（非氫化油）	軟質人造奶油（非氫化油、低脂）*	
湯品	鮮奶油為湯底的濃湯	雞肉麵罐頭	豆蔬湯（湯廚的健康系列湯品）	
	黑豆罐頭	小扁豆罐頭	綠燈食材自製湯品	
	豌豆罐頭	番茄罐頭		
	蔬菜糊罐頭			
	乾豌豆瓣罐頭			

*攝取的分量有所限制（請見P38）。

**烘焙的時候，可以加入適量的杏桃乾或蔓越莓乾。

三明治

方便攜帶、製作簡便，而且提供了多樣化的選擇。遺憾的是，三明治也可能會成為飲食上的一場災難。然而，只要你謹守下列的建議，仍可以製作一份符合綠燈原則的三明治。

☑永遠選用**全麥**或**全穀**類麵包（每片至少要含有三公克的纖維素）。

☑你的三明治必須是**開面三明治**，也就是一片麵包上加入餡料。為了避免餡料讓麵包變得軟爛濕糊，最好把麵包與餡料分開放，食用前再將兩者組合在一起；或是用萵苣葉和其他生菜為三明治作一個「內襯」。

三明治中至少要包含三種蔬菜，如萵苣、番茄、紅椒或青椒、黃瓜、苜蓿芽或洋蔥。麵包抹醬方面，則以芥黃醬或是鷹嘴豆醬取代奶油或人造奶油。

每份三明治中，最多可以添加一百一十公克煮熟的瘦肉或是魚肉。若你想要做一份鮪魚或是雞肉沙拉，請使用低脂的美乃滋或沙拉淋醬，搭配芹菜一起食用，鮭魚罐頭則可拌入麥芽醋或是新鮮檸檬享用。

沙拉

多買幾個可重複使用的玻璃保鮮盒，那麼你上班時就可以帶上一份沙拉。隨時準備一瓶油醋醬（vinaigrette），並事先將蔬菜洗淨，存放在鋪有餐巾紙的塑膠袋中，你將發現沙拉可以很輕易地讓剩菜變出新花樣。在第八章中，我會介紹更多有關沙拉食譜的豐富變化。

點心

每天透過正餐之間的三份點心，保持消化系統的活絡和身體的活力。試著讓這三份點心營養均衡，每一份要含有一定分量的蛋白質和碳水化合物，例如：一片水果搭配少許堅果，或是芹菜棒搭配低脂乳酪。

你或許也想要試試五花八門的能量棒，但是選購時請小心，因為大部分都含有大量的糖和麥穀片，**請選擇蛋白質含量較高的**。這類能量棒的重量大都介於五十～六十五公克之間，每條熱量約兩百大卡左右，最重要的是，每條能量棒至少含有十二公克的蛋白質，選購時請詳閱成分標示。

請注意，許多標示「低脂」或「無糖」的零食和甜點並非一定是綠燈食物。無糖的布丁和「低脂」的馬芬蛋糕仍然具有很高的GI數值，這是因為它們還是含有大量加工穀類的緣故。

如果你能夠自己烘焙符合綠燈原則的馬芬蛋糕或是格蘭諾拉燕麥棒（食譜請見第八章），這些也是很棒的點心。你可以先作一批冷凍起來，要吃的時候再將微波加溫即可。

點心	紅燈	黃燈	綠燈
糕餅、甜食、零嘴	貝果	黑巧克力（含 70% 可可）	杏仁 *
	糖果		蘋果醬（無糖）
	餅乾	堅果（未列在綠燈區的）	
	脆餅		酸奶白乾酪（含 1% 乳脂或無脂）
	甜甜圈		極低脂乳酪
	風味明膠（所有種類）		水果優格半杯（無脂代糖）
	薯條		
	冰淇淋	冰淇淋（低脂）	冰淇淋半杯（低脂無糖）
	馬芬蛋糕（商業配方）		自製綠燈點心
	爆米花	微波爆米花（低脂）	榛果 *
	洋芋片		
	德國結椒鹽餅乾		
	布丁		高蛋白能量棒 **
	葡萄乾		醃黃瓜
	米糕		南瓜籽
	冰沙		冷凍優格（低脂）
	三角玉米脆餅		葵花籽
	綜合果乾		大部分的新鮮／冷凍水果
	白麵包		
	炸甜甜圈		蔥肉餃子、香蔥肉包
	米餅		
飲料	運動飲料	可樂、芬達	美祿巧克力
	低脂米漿		

* 攝取的分量有所限制（請見 P38）。

** 若每條能量棒熱量為 180-225 大卡，「每份」為半條。

晚餐

習慣上，晚餐是我們一天當中最主要的一餐，也是我們最容易吃進過量食物的一餐。跟早餐和午餐不同，晚餐通常沒有什麼時間上或是執行上的限制（雖然有時候我們這部分的計畫也會被孩子打亂）。

晚餐的組成有時候和中餐不會相差太多：肉或魚、米飯和麵食（麵包），以及蔬菜。這三大類食物加在一起，能提供人體各式各樣的碳水化合物、蛋白質和脂肪，還有人體所需的其他礦物質和維生素。請見前幾頁列出的午餐列表，就算晚上和朋友有約，或是同樣必須外食，你也可以用和選擇午餐時相同的原則，挑選晚餐的綠燈飲食。更多外食點餐的選擇技巧，請見第十章。

蛋白質

每份晚餐都應該要有蛋白質，不論是來自肉類、禽肉、海鮮、豆類或豆腐，分量不應該超過餐盤面積的四分之一，且重量必須為一百一十公克——大約手掌心的大小；另一個目測的好方法是和撲克牌比較，晚餐的一份蛋白質食物大概是一副牌的大小。

紅肉：大部分的紅肉都含有飽和（劣等）脂肪，所以請一定要選購瘦肉片或是去除所有可見脂肪的肉品。一塊只有〇・六公分脂肪的菲力牛排，最多會比完全沒有去除脂肪的肉塊少一半飽和脂肪。

請選購低脂肉品，如牛大腿肉、小牛肉或豬里肌。另外，透過燒烤的料理方式，也能讓肉品中多餘的脂肪流出。

禽肉：去皮雞胸肉是很好的選擇，但是去皮的雞腿、雞翅和棒棒腿則含有較多的脂肪，因此列為黃燈食物。

海鮮：魚類和海鮮也是很好的選擇，除非是裹了麵衣。雖然某些魚類的脂肪含量較高，如鮭魚，但是這些油脂屬於omega-3脂肪，對身體很好，尤其是心臟健康方面。

就分量而言，估量肉類或魚類分量最好的工具，就是你的手掌。如上文所述，你食用的分量應該和掌心的大小和厚度差不多。

素食者：豆類和豆腐是富含蛋白質的優質食物，即便不是素食者也可以享用。事實上，豆類是近乎完美的食物，不僅含有蛋白質，還低脂高纖。請將豆類加到你的沙拉和湯品中，讓它們更營養、更豐富。

儘管豆腐本身淡而無味，但是調味和醬汁能夠賦予它豐富的風味。選擇軟嫩的豆腐，它的脂肪含量最多會比質地硬的豆腐少三分之一。我對另一種大豆產品特別印象深刻：結構性植物蛋白（TVP），外觀看起來就像是牛絞肉，料理方式也和牛絞肉相仿。

馬鈴薯

馬鈴薯在GI量表上，屬於中至高GI的食物，其GI數值取決於品種和烹調、食用的方式。這當中GI數值最低，屬於綠燈區的是水煮的小顆（最好是剛採收的）馬鈴薯，整顆或切片食用，每份大約有兩到三粒。除此之外，其他所有的馬鈴薯都算是紅燈食物。

義大利麵

食用分量的拿捏很重要，義大利麵應該作為餐點的配菜，而非主食。全麥義大利麵是首選，現在很多地方都有販售。每份餐點大約可以有四分之三杯煮熟的義大利麵。

米飯

不同種類米飯的GI數值會天差地遠，因此必須慎選。印度香米、野米、糙米或長米是你最佳的選擇，這類米飯含有「直鏈澱粉」，被分解的速度比其他的米食慢很多。然而，我還是要再一次提醒你，**食用分量的拿捏很重要**。每份餐點約可以使用三湯匙的生米，或是三分之二杯煮熟的米飯。在你的餐盤上，馬鈴薯、義大利麵和米飯總共只能占四分之一的面積。

蔬菜／沙拉

在這個部分，你可以拋開所有的顧慮，隨心所欲地盡情享用蔬菜和沙拉。事實上，蔬菜和沙拉才應該是你餐點的主食，所有的蔬菜基本上都很棒。請記住，**烹調蔬菜最好的方式是蒸煮或是微波**，讓它們的質地變為鮮嫩爽脆的口感即可。試著在你每天的晚餐中，搭配一點沙拉作為配菜。

小心選擇沙拉淋醬，只選用低脂或是無脂的配方，同時確認含糖量，因為製造商在降低脂肪含量的時候，通常會升高配方中糖分的比例。

晚餐時分，你可以享用兩至三種的蔬菜。冷凍家庭號包裝的無調味什錦蔬菜非常方便和實惠，而且營養價值就跟新鮮的蔬菜無異。

甜點

不論是哪一種體重控制計畫，甜點永遠都是最折騰人的問題之一。它們大多非常美味，只不過卻往往含有大量的糖分和脂肪，簡直是罪惡的淵藪！由於甜點是大部份餐點的最後一道菜，所以往往會被列入「我該吃，或是不吃？」的範疇。

好消息是，點心絕對可以成為你餐點中的一部分。這裡有各式各樣取代傳統甜點的低GI、低熱量甜品，不僅嚐起來美味，對健康也很好。實際上，**幾乎所有的水果都可以做為餐後甜點（除了香蕉和葡萄乾外）**，市面上也有很多低脂、低糖的乳製品，如優格和冰淇淋。雖然你無法來一份搭配冰淇淋的蘋果派，但是可以放心享用淋有蘋果醬的優格，或甚至是搭配新鮮或冷凍莓果的蛋白霜。

如何選擇低GI的飲品？

由於我們的身體有七十%都是由水組成，因此「喝水」在每一份飲食計畫中占有重要的篇幅也就不足為奇。大部分的營養專家建議，每天要喝八杯水。這八杯水包含你平常喝的其他飲品；牛奶、茶飲和氣泡飲料，也都算是這一天八杯水的一部分。

喝水的首要原則是：**每天在吃三餐和三份點心時，各喝一杯水**。因為液體不會誘發身體產生飽足感的機制，所以喝有熱量的飲料是很不值得的。那麼，我們應該喝些什麼呢？

水

最經濟實惠的選擇是簡單樸素的水，試著在每餐飯前喝一杯二百三十cc的水，這麼做有兩個原因：第一，用餐前，讓一部分的胃先被液體填滿，用餐時就會比較快覺得飽，藉以降低過量飲食的機會。第二，增加細嚼慢嚥的機會，避免將未經充分咀嚼的食物和水吞下，造成消化不良。

氣泡飲料

無糖的氣泡飲料是可以接受的，但是要確認是否不含咖啡因。切記，**咖啡因會使胃口大開**。

脫脂牛奶

早餐和午餐時，我都會各來上一杯脫脂牛奶，這是很好的蛋白質來源，尤其是在午餐時，能夠確保你吃得營養均衡。

咖啡

誠如我前面所提的，咖啡的主要問題在於咖啡因。咖啡因會刺激胰島素的生成，這會使得你胃口大開。如果你試遍所有的方法，仍發現你只要一早沒有喝咖啡就渾身不對勁，還是可以喝，不過一天只能喝一杯。去咖啡因的咖啡是很好的替代方案，特別是現在大多數超市都有販售各種香醇的新口味咖啡。

茶飲

茶的咖啡因含量比咖啡少很多，而且紅茶和綠茶都具有抗氧化的特性，研究已經顯示，這兩種茶對心臟的健康有很大的幫助。茶飲的類黃酮素含量（抗氧化劑）比任何蔬菜都高，我的母親之所以能夠享有百歲的高齡，或許也跟她喝茶的習慣有所關係。

水果飲料／果汁

水果飲料含有大量的糖分，且熱量很高，絕對是歸類在紅燈區的食物。水果「汁」則比水果飲料好，但是就跟稍早所討論的一樣，你最好永遠都吃水果或是蔬菜的原形，而不要只喝它的汁液。和水果本身相比，水果飲料和果汁中所含的營養素比較低、熱量也比較高，而且GI數值也較高。

酒精

酒精是一種對健康損益參半的飲品，適量飲酒（特別是紅酒）是可以接受的，甚至還能夠有益健康，但是酒類是體重控制的剋星，**因為酒精很容易被身體代謝，這意味著會增加胰島素的生成量，導致血糖快速下降**。接著，你的身體就會開始尋求更多的酒精或食物，以便提升下降的血糖，你的減重計畫會被這個惡性循環搞得一團亂。更糟糕的是，大部分的酒精飲料都沒有任何營養，徒有大量的熱量而已。正因為如此，**所以在第一階段的時候，你應該全面禁酒**。

全家人都適用的健康GI飲食

我最常被問到的問題之一就是，GI飲食是否能夠適用於所有的家庭成員身上，包括孩童？答案是「當然可以」。**對每一個人來說，第二階段的飲食方式都有益健康，即便是對不需要減重的人也一樣**。然而，第一階段的飲食則建議使用在需要減重的人身上，倘若你認為你的小孩有過重的可能，請你一定要先帶他去給醫師進行確認。孩童在抽高前往往會先長肉，所以這方面你必不需要特別擔心。話雖如此，可是過去二十五年來，這個國家孩童肥胖的問題已經成長了三倍，建立孩童正確的飲食習慣是當務之急。孩子們永遠都該吃得營養均衡，他們的早餐

（不該是甜味麥穀片）、午餐、晚餐和點心，應該由綠燈和黃燈區的食物構成。新鮮的水果、蔬菜、雞肉、魚類、優格、全麥麵包、義大利麵、粥品和堅果都是適合孩童的食物，能夠提供孩子生長所需的營養。請注意，當孩子在發育的時候，他們的飲食中需要有充足的油脂，堅果、魚類和植物油都必須是優質的來源。

如果醫師也覺得你的孩子過重，此時請你溫柔地將他們引導到第一階段的飲食方式。不要對孩子施加減重的壓力，只需要單純地鼓勵他們選擇健康的食物即可。同時，在假日或是節慶中，如生日或萬聖節，你仍可以讓他們享用一些特別的佳餚。

素食者也能吃！稍微增加蛋白質攝取更好

我很驚訝有許多素食者來信詢問，他們是否適合GI飲食。就我所知，大部分的素食者都不需要減重，不過如果你需要，GI飲食絕對是一份為你打造的計畫。你只需要以植物性蛋白取代動物性蛋白即可（素食者們已經這樣做了）。只不過由於大多數含有植物性蛋白的食物（如豆類）也同時富含纖維素，因而你的消化系統有可能無法從中獲得充足的蛋白質。因此，請試著額外加些容易消化的蛋白質食物，如豆腐和大豆／乳清蛋白粉。

在第八章的低GI綠燈食譜中，你將會找到好幾道素菜的食譜，以及如何將某些葷菜食譜轉變為素菜的方法。

第五章　開始第一階段前的準備與計畫

踏出第一步，從飲食開始改變人生

到目前為止，我希望你已經對GI飲食的原則有所了解，同時徹底認同這份飲食計畫值得你奉行終生，因為這一切都是讓你投入這份計劃的動力。正因為如此，我才會將這個時期稱之為「起心動念」的階段，所謂「萬事起頭難」，這或許也是整段旅程中最令人煎熬的時刻。

我可以以過來人的經驗，告訴你一個很有效的方法。當時我知道，如果我要達到ＢＭＩ二十二的目標，必須要減去九公斤的體重。我採納了一位朋友的建議，收集了一大堆的書，並且一本本堆疊在浴室裡的體重計上，直到書本堆的總重達到九公斤。接著，我把這疊書通通裝到一個後背包裡，然後在某一個禮拜天的早晨揹著它們在住家附近漫步；到了下午，這沉重的背包簡直要把我壓垮了。後來當我卸下背包時，感到全身如釋重負！這正反映了我當時的問題：我想要每天形影不離的帶著身上多餘的九公斤到處行動嗎？或者是，我應該和這九公斤的體重說再見，好重拾卸下背包後所感受到的那股輕盈和自在呢？

我非常鼓勵你也試試這個方式，透過第二章的「ＢＭＩ量表」，你可以找出自己應該要減去多少的體重。不一定要用書，如果你必須減去的體重很多，書本的體積可能過於龐大，用裝水的塑膠瓶也可以達到同樣的效果。將幾個重量與你想要減去的重量相等的寶特瓶揹在肩背處，或是綁在腰際，持續幾個鐘頭的時間。請謹記，這個重量就是一直以來，你扛在身上的過多體重。這也難怪你會精疲力竭！GI飲食的主要好處之一，就是不只讓你神采飛揚、通體舒暢，更會讓你重新獲得以為早已經一去不復返的青春活力。

整裝待發，按表操課

不知道該先從哪裡開始嗎？來吧，接下來，就讓我來告訴你如何在這條路上向前行：

❶測量你的身體數字：體重、腰圍

在開始採取任何行動前，請先記錄下你的相關重要數值，因為看到測量數值的進步，就是你繼續前進的最大動力。保持每週記錄進展的習慣，你可以把這份記錄表放在浴室，隨手記下每週測得的數值（週記錄表的範本請見附錄）。

有兩項數值是你一定要記下的，第一個是**體重**。**永遠都在相同的時間點秤量體重**，因為吃飯和上廁所都可能讓你的體重出現半公斤～一公斤的波動。量體重的好時機是在吃早餐之前，所以一起床就先站上體重。另一項重要的數值，則是你的**腰圍**。丈量腰圍時，**請保持平常放鬆的站姿**，以肚臍為中心水平測量。環繞腰線的皮尺不應該勒著腰部，只需順順地緊貼在腰部的肌膚上即可。

請務必將這兩項數值寫在浴室中的記錄表上，除此之外，我還在記錄表右側加上了一欄備註欄，讓你可以寫下當時的感受、或是記下過去幾週影響到你進展的任何特殊狀況。

❷清理食物貯藏櫃中的紅、黃燈食物

將你櫥櫃、冰箱和冷凍庫裡的所有紅、黃燈食物清掉，你可以捐給食物銀行，或是分送給街友和弱勢家庭。倘若這類食物不在唾手可得之處，你就不會禁不住誘惑地吃喝下肚。

❸重新採買綠燈食物

用綠燈食物填滿家中櫥櫃和冰箱存放食物的空間，你可以在附錄中找到一份採購清單，上面條列在應該選購的合適食物。這當中也有幾樣被標註星號的黃燈食物，若你是在減重時期的第一階段，請酌量使用。經過幾次的採買之後，選購正確的食物將成為你的自然反應。

採買時有一個重要的訣竅：不要在飢腸轆轆的時候去。否則，你有可能會因而選擇了某些不好的食物。

儘管我們試圖為你羅列出各式各樣的食物，但超市裡有五花八門的廠牌和成千上萬種的食品，我們不可能全都囊括其中。因此，我們列出的是食物的通稱，而非廠牌，例如我們的清單上會寫「燕麥片」，而不會寫「桂格燕麥片」。在現在競爭激烈的市場上，大多數同一類型的商品，即使廠牌不同，配方也都大同小異，所以品質和風味往往就會成了你選購與否的依據。然而，還是有少數產品的成分，會因為廠牌不同而有出現不小的差異（麵包就是一個好例子），選購這類產品時，必須詳細地閱讀食品的營養標示。以下即為營養標示中，請你務必要注意的六大項數值：

❶每份分量：分量大小是否合理？有些廠商擔心產品的脂肪、膽固醇或熱量過高，將每份的食用量設定成比較小的分量，但卻根本不合乎我們一般實際攝取時的分量。在許多高糖麥穀片的營養標示上，你都可以看到這類現象。

❷熱量：請切記，這個數值是根據營養標示上的每份分量計算出來的；數值愈低愈好。

營養標示

每份1杯（55公克）

每份含有	占每日營養的%
熱量 190大卡	
脂肪 1.5公克	2%
飽和脂肪 0公克	0%
反式脂肪 0公克	
膽固醇 0毫克	0%
鈉 90毫克	4%
鉀 500毫克	14%
碳水化合物 31公克	10%
纖維素 10公克	42%
糖 6公克	
蛋白質 14公克	
維生素A	0%
維生素C	0%
鈣	6%
鐵	15%
磷	20%

❸**脂肪**：挑選每份含有較低脂肪含量的產品，特別是飽和與反式脂肪方面。

❹**纖維素**：由於富含纖維的食品GI數值較低，因此請選購每份含有較高纖維素含量的產品。

❺**糖**：選購低糖的廠牌。挑選主打低脂的產品時，特別要注意這一點，因為廠商往往會調高這類產品的含糖量，以彌補減少脂肪量後產品流失的風味，優格和麥穀片就是很好的例子。

有時候糖會以右旋葡萄糖、葡萄糖、果糖或是蔗糖的名稱出現在成分標示中，可是不管它們是上述的哪一種，所含的熱量都與糖相等。同樣地，糖醇（sugaralcohols）、英文字尾為「-tol」者，如山梨糖醇（orbitol）或麥芽糖醇（maltitol）所含的熱量，大約是一般糖的六～七十％左右，不過由於甜度比較低，因此製造商往往會提高用量，也就是說，實際上糖醇所提供的熱量也和使用一般糖的產品相去不遠，這些都是你應該避免的部分。

❻鈉（鹽）：鈉會增加體內水分的滯留，這不利於減重。同時，這也是造成經前腹脹，以及高血壓的因素之一。高血壓再加上過重的體重，將大幅提升罹患心臟疾病和中風的風險。以健康飲食的建議攝取量為基準，現在我們每天吃進的鹽量，早已超過建議攝取量的兩倍。

當你在眾家廠牌之間難以抉擇時，**請仔細閱讀產品標示，挑選含有較少熱量、脂肪（特別是飽和脂肪）、糖和鈉，以及富含纖維素的產品，這就是挑選綠燈食品的準則**。食用這類食物不僅可以降低你的熱量攝取量，而且還不會讓你餓肚皮。

在水果和蔬菜方面，你的採買量將會比過去多出許多，請敞開心胸，勇於嘗試各種不同的蔬菜和水果，這個世界有各式多采多姿的新鮮和冷凍農產品正等著你去享用。

最後，再一次提醒：千萬不要在肚子空空的時候去採買食物，否則你遲早會買下不符合GI飲食原則的食材。

保留十%的彈性空間，動力會加倍

現在，你已經完成了最困難的部分，從此刻開始你將一帆風順。假如頭幾個禮拜，你每週減輕約半公斤的體重，不必太驚訝，這是因為你的身體正在適應這個新的飲食型態。這些減輕的重量大多是水分，而非脂肪；請謹記，我們身體有七十%的重量是由水分組成。

你不必擔心是否無法偶爾與朋友把酒言歡一番，有時候你仍然可以稍微跳脫一下這份飲食計畫的原則。這是生活必經的現實面，雖然這些行為可能會稍稍延宕達成目標的日子，但是更重要的是，在執行的過程中，你也不需要讓自己被這些原則綁得透不過氣。你應該把目標設定在：**飲食中有九十%謹守這個計畫的規範，而剩餘十%則可以保留彈性的空間**，執行起來會比較輕鬆，也更有動力，而且幾乎不太會有被剝奪權利的感受。然而，在第一階段，請你還是盡可能遵守這份飲食的原則；一旦達成目標體重，你的飲食就可以擁有更多的彈性空間。

倘若你想要更進一步確認，或是證明這個新飲食型態確實發揮作用，請試試這個小測驗。在執行幾個月的GI飲食後，選一天上班日的中午，請你將這些飲食原則都拋諸腦後，午餐時吃一整份搭配炸薯條和汽水的披薩套餐。當你吃完後，別吃冰淇淋，再來一份蘋果派或蛋糕當作餐後甜點。

這正是我做過的事，在那頓午餐之後，大約午後三點，我簡直無法保持清醒的意識：昏昏欲睡、精疲力盡。當時我只不過是去參加一位同事的餞別餐會，並沒有打算要吃這麼多。午後襲來的疲憊感（你很可能已經經歷過這種感覺）就是這份由高GI食物組成的午餐（披薩、炸薯條、汽水和甜點）所造成的，它讓我的血糖快速飆升，隨後，大量分泌的胰島素又迅速地將血液中的這股血糖高峰帶走，使得血糖急遽降低，腦部和肌肉也因為這種低血糖的狀態，而變得極度渴望能量。這也難怪我的眼皮會如此沉重不堪，當天過了一陣子，我的疲憊感才逐漸消退，自此之後我再也沒讓自己重蹈覆轍！雖然在第十一章才要討論動機，不過在這裡，我先提出幾點讓你保有動力的竅門，在開始意志不堅的時候（這是人之常情，在所難免），這些方法將能對你有所幫助：

❶保持每週記錄進展的習慣，每一週的進步都是讓你繼續向前的最大動力。

❷建立一套自我獎勵的規則，當減掉某個數值的體重時，買個小禮物犒賞自己。比方說，每減去一公斤的體重，就送給自己一份禮物。

❸讓你的家人和朋友成為你的啦啦隊，為你的減重計畫貢獻一己之力。更勝者，你還可以找一位願意和你相互扶持的朋友，邀他與你一起同步進行這項計畫。

❹遠離可能會讓你重回舊習的人、事、物，你知道我在說什麼！

❺給女性朋友的建議，妳們可以每週安排一天去做ＳＰＡ，作為犒賞自己努力執行一週飲食計畫的獎勵。除此之外，這也可以讓妳比較不容易出現復胖的狀況。

❻持續在我們的網站www.gidiet.com上，了解最新的飲食和健康相關信息。

第六章　GI飲食的第二階段，稍微增加熱量攝取

恭喜！你已經成功達到了你夢寐以求的目標體重！或許這會讓你有點難以置信，但是當我的體重來到目標值時（當時我已經減掉了十公斤的體重，腰圍也小了十公分）我還必須刻意地多吃一點，好避免體重繼續往下降。我太太說，如果我再瘦下去，就要變成「紙片人」了！

減重到達目標值後，別放肆大吃大喝

第二階段的主要目的，是增加熱量攝取量，以讓你保持在嶄新的體重上。記住這條方程式：想要保持恆定的體重，吃進的熱量必須等於消耗的熱量。在第一階段時，你吃進的熱量少於消耗的熱量，因此促使身體燃燒體內的脂肪補足了不足的熱量。然而現在，我們需要透過額外多吃某些食物，來填補這部分的能量或熱量缺乏的狀況。

有兩件事你必須特別留意。第一，長期攝取較少的熱量，已經讓身體逐漸產生了某種程度的調整，並且對這樣的狀況習以為常。也就是說，比起過去身體能量供過於求的時候，現在身

體對熱量的利用效能變得更好了。第二，隨著體重減輕，維持身體運作所需要的熱量也會跟著變少。舉例來說，如果你減輕了十％的體重，那麼身體運作所需要的熱量也會減少十％。

由於身體的效能變得更好，能以較少的熱量執行生理功能的運作；再加上體重變輕，所需要的熱量也會變少，因此綜觀這兩點，你只需要稍微增加一點點的熱量攝取量，即可以讓這個兩端各代表熱量供／需的蹺蹺板，保持在平衡的狀態。**當結束飲食控制時，大部分人最常犯的錯誤，就是自以為能夠大肆吃進比他們現有體重所需熱量高出許多的食物**。這就是重點所在：其實第二階段的飲食守則，與第一階段只有些許的差異而已。儘管第二階段的飲食讓你得以對攝取的分量進行微幅的調整，並且增加了一些來自黃燈區的食物；但是基本上，第一階段的飲食原則仍是不容違背的。以下即為一些建議，可作為你將第一階段飲食調整至第二階段飲食的參考依據：

早餐

- 提升麥穀片的食用量，例如將燕麥片的攝取量由半杯增加為三分之二杯。
- 多加一片百分之百全穀類吐司，以及一小塊人造奶油。
- 在麥穀片上灑上雙倍的杏仁片。

- 為你自己多切一片豬背燻肉。
- 偶爾喝一杯果汁。
- 在你的麥穀片裡加一些黃燈水果，如一根香蕉或是一顆杏桃。
- 享用一杯含咖啡因的咖啡，但是請限制自己一天只能喝一杯，所以請確定你喝的是一杯香醇美味的優質咖啡。

午餐

我建議你繼續保持你第一階段的午餐習慣，午餐是第二階段的三餐中，唯一保有減重色彩的正餐，這是因為我們每天的午餐大多是吃外食的緣故。

晚餐

- 增加一些水煮（最好是剛採收的）馬鈴薯的食用量（從二～三顆增加到三～四顆）。
- 將米飯和麵食的食用量增加到一杯。
- 將牛排的食用分量，由一百一十公克提升到一百七十公克，不過請不要常常這麼做，將它作為特殊節日的佳餚即可。

- ▼多吃橄欖和堅果，但是請拿捏食用的分量，因為熱量很高。
- ▼試著嚐一塊沾有人造奶油（非氫化油）的甜玉米。
- ▼多切一片全穀類的高纖麵包。
- ▼來一盤羊肉或豬肉的瘦肉片（一盤的分量不超過一百一十公克）。
- ▼用餐時，配一杯紅酒享用。

點心

警告：請嚴格管控這部分的食用分量。

- ▼低脂微波爆米花（最多二杯）。
- ▼堅果，最多十～十二顆。
- ▼一小塊或兩片苦甜巧克力（請見下方）。
- ▼一根香蕉。
- ▼一湯匙百分之百純花生醬。

巧克力

對許多人來說，沒有巧克力的世界簡直令人難以忍受。好消息是，在限制攝取量的情況下，你仍然可以享用某些巧克力。

大部分的巧克力含有大量的飽和脂肪和糖分，這也是它使人發胖的原因。儘管如此，但是你可以選用可可濃度高的巧克力（可可含量七十%以上），比較容易滿足你嗜巧克力的渴望。撥下一個方塊大小或是兩小片香醇、苦甜的黑巧克力，慢慢地嚙咬；甚至，如果你能夠含在嘴裡緩緩融化更好，這個逐漸在舌尖上釋放的苦甜滋味，更能夠讓我們這些巧克力迷充分地品嚐它的風味，進而獲得更大的滿足。在許多超市或賣場中，都可以買到這類含有高濃度可可的巧克力。

酒精

對某些人來說，此刻正是他們期待已久的一刻。在第二階段，你不僅可以一天喝一杯酒（好是晚餐來一杯紅酒），而且，其實酒精對健康有所幫助。最近，已經有大量的研究顯示，酒精對人體的健康有正面影響。基本上，研究的結果大多指出，酌量飲酒比完全不喝酒來得好，特別是針對心臟健康方面。學者發現，紅酒因為富含類黃酮素，特別具有這種功效。目前的研究已經證明，類黃酮素有助於降低發生心肌梗塞和中風的風險，因此每天適量的飲用紅酒（一天一杯）將可促進心臟的健康。不過請注意，這個理論並非是說飲酒多多益善，而是說如果你想要讓它對健康發揮最佳的效果，應該以一天一杯紅酒為限度。就跟咖啡一樣，由於你每天也只能享用一杯酒，所以請確認你飲用的酒品是質地精良的佳釀。

我的大兒子在西雅圖從事電腦產業的工作，並且過著我夢寐以求的生活。自從我跟他說紅酒有益健康後，他便為我訂了一份知名的品酒雜誌《*Wine Spectator*》。這真是他送給我最珍貴的一份禮物，這份雜誌大開了我對酒品的眼界，甚至對酒品的等級有了更深入的認識。現在我在特殊節慶時喝的酒，不再是二～三百元一瓶的酒了，而是五百或是七百五十元一瓶，儘管如此，可是這樣的花費對我卻相當合理：因為現在我的飲酒量變少了，所以相對的，我就能夠負擔稍微貴一點的酒。

身為一位啤酒迷，我喜歡偶爾以啤酒取代紅酒。最近這個習慣更受到科學家的背書，一項研究結果指出，啤酒（適量）可以降低膽固醇進而減少罹患心臟病的機會、延緩停經，以及降低多種癌症的罹病風險。科學家也注意到，啤酒具有抗發炎和抗過敏的特性，並且對骨質密度有正面的影響。就我個人而言，任何宣稱能治百病的產品都會讓我相當憂心，但是證據清楚顯示，一天一杯優質的啤酒似乎並不會對健康產生傷害。話雖如此，可是請切記，啤酒含有大量的麥芽，屬於高GI飲品，所以謹守酌量飲用的原則相當重要。

假如你有飲酒的習慣，一定要搭配餐點一起享用。食物能夠減緩酒精被身體吸收的速度，從而將它對血糖的衝擊降到最小。

往後能奉行一生的健康飲食原則

有了第二階段的這些飲食新選擇，有時候你可能會禁不住誘惑地吃進過多的熱量。如果你的體重因此再度上揚，你只需要暫時將飲食方式再度轉換為第一階段的飲食原則即可，你的體重將會恢復，而且速度快得驚人。

第二階段的飲食原則可以讓你奉行一生，這樣的飲食方式能讓你容光煥發、輕鬆自在、活力充沛，並且不再因為低血糖而產生低落的情緒。當然，不必再帶著沉重的贅肉到處行動，也是讓你感到活力倍增的其中一項原因。或許你可以找出你的後背包，在裡面裝入與你減去體重相同重量的物品，然後重新背起它，到處走動個一到兩小時。當卸下背包時，你肯定會眉開眼笑，因為往後的日子你不必再扛著這沉重的負擔過生活了！一旦你的決心出現動搖時，就背上這個背包，這會是發你動力的絕佳妙法。

成功掌握在你自己的手裡。在這本書中，我已經設計出一套好上手又有效果的減重計畫，原則條理分明、操作方便，而且不會讓你出現挨餓或是體力不濟的狀況；然而，剩下的就要靠自己去身體力行。

因此為了堅定你的信念，背起這個背包走幾個鐘頭吧。接著請你清掉家裡不符合原則的食物，並驅車前往超市採買綠燈食物。停車時，別忘了把車子停在離超市入口遠一點的位置，如此一來你便可以多走幾步路，享受活動的樂趣。正所謂萬丈高樓平地起，就從這小小的改變，踏出邁向減重之路的第一步！

第七章　了解你的性格，改變飲食習慣

露絲．蓋洛普博士

改變飲食，同時拋開壞習慣

在這個章節中，我們將探討行為是如何影響飲食習慣。我將從三個重要的面向切入：如何找出並運用影響自己飲食習慣的人格特質、我們的飲食習慣皆可能受到人格特質的影響，以及「情緒性飲食」。過去我曾經寫過幾本有關情緒性飲食，還有將食物作為慰藉的書籍。上千位讀者發送電子郵件告訴我們，他們的人格特質牽動著飲食習慣，進而深深影響了他們執行GI飲食時所獲得的成果和面臨的挑戰；為了呼應讀者的回饋，我將更深入的介紹這部分的相關資訊，並且使執行者對自己的狀況有所自覺，藉以透過適當的方式改善他們的飲食習慣。

我在職業生涯中花了很多的心力和時間教導大眾，我們的人格特質和自我意識是如何形成，同時我們又是如何將童年時期的精神包袱加諸於成年後的行為表現上。儘管有心跳脫束縛我們的框架，但往往就是無法如願以償，因為我們現在的樣貌和舉止，不只和後天的生長環境有關，也和我們先天的基因遺傳脫不了關係。雖說世界上的每個人都是獨一無二的，不過通過大數據的統計分析，我們仍然可以歸納出幾大類常見的人格特質。遺憾的是，江山易改，本性難移，要改掉一個人的個性簡直比登天還難。然而要改掉這些習慣，並非一定要改變你的個性。多年以來，我一直教育衛教人員認清這項事實，好讓他們幫助大眾改掉壞習慣。因此，在本章也會把重點放在致力於教導大家戒除惡習的技巧和方法。

性格特質，決定你對食物的反應

有成千上萬的人想要減重，這些人往往會情緒焦躁且感到自卑，有時候甚至還會心生罪惡感，覺得自己糟糕透頂。他們想要成功甩肉，可是成功與否卻和他們的個人特質和飲食習慣息息相關。倘若想要順利的甩掉一身贅肉，就必須好好正視這些與飲食習慣有關的問題。

假設我們能夠輕易地改變習慣，體重控制就會變成一門簡單的差事。話雖如此，但是行為正是我們個性的體現，正是個性決定了處理事情的態度。也就是說，只要是面臨與我們認知有所衝突的狀況，我們都必然要做出相對應的因應之道。誠如你將看到的，每一個人對同一件事的反應可能大異其趣。舉例來說，當有一個人請你吃巧克力時，你的第一個念頭可能是「噢，是我最愛的巧克力！」下一個念頭可能會是「如果我把它吃下肚，它就會讓我變成大屁股」，接著你又會想「唉唷，為什麼我要這樣剝奪自己享受美食的權利？」你的思路千迴百轉，從而帶動了負面的情緒：「我討厭這樣的自己，為什麼我不能隨心所欲地吃想吃的食物？這太不公平了，其他人都不必為了這區區一小塊巧克力糾結苦惱半天。」你開始覺得烏雲罩頂，甚至可能感到焦慮不安，或是覺得自己想吃巧克力的慾望變得更加強烈。最後，你終究抵不過誘惑，吃下了大量的巧克力；可是才將它們吞下肚，你便又恨不得立刻痛毆自己一頓——直到再度受不了誘惑之前，你對巧克力都會保持距離。

這只是其中一種反應方式。同樣的一塊巧克力，若請不同的人吃，有的人可能會想，「她不是知道我在減肥嗎？為什麼她還要請我吃巧克力？」；又有的人或許會覺得「吃一塊巧克力根本無傷大雅」，等等諸如此類的不同想法。每一種情境都會衍生出一連串的想法、感受、生理反應和行為；行為正是這一長串反應的終點，亦可能是引發下一場反應的起點。

這些一連串的反應並非是偶發事件；每當你面臨這種認知上的衝擊時，你就會根據不同的狀況做出各種的反應。這一連串的反應都是源自你的個性，因此想要改變這些狀況，你必須有所自覺，並且付諸努力。

除此之外，體重也與自信心有極大的關聯，特別是對女性來說。我們的社會一直灌輸我們一個觀念——女性必須時時充滿迷人的魅力。我們每天被大量的資訊疲勞轟炸，告訴我們怎麼變得更年輕、更纖細以及更性感。進入青春期後，女性的身體會隨著成長出現變化：一開始她們的身形會變得玲瓏有緻，接著她們或許會懷孕生子；幾年後遇上更年期，她們的身形可能因而出現某些無法掌控的變化。許多女性終其一生都在力行體重管理，因為窈窕身形所帶來的成就感和滿足感，就跟我們在其他領域奮鬥有成所帶來的自信感不相上下。

對男性來說，減重通常是為了健康著想，因為他們比較不在意自身的外表。事實上，有一些男性還會挺著他們啤酒肚，引以為傲地在海邊昂首闊步！然而隨著年齡漸長，體重步步攀升，男性所面臨的健康風險也逐漸升高，第二型糖尿病、心臟和關節方面的問題都與體重和年齡有關。儘管如此，男性並不會去考慮到這方面的問題；對男性而言，自信心是建立在於男子氣概和責任感上，他們認為對體重斤斤計較太過女性化，不僅不夠陽剛，同時也意味著他們比較沒有自制力。所以當男性在處理飲食問題時，往往會出現否認、推託以及合理化他們行為的特徵。

個人特質是我們的黏著劑，它把我們連結在一起；不論是在處理人際關係上的問題，或是處理家庭和工作上面臨的挑戰，都深深影響了我們處理事情的方式。同樣地，個性也反映出自制力——自制力在我們面臨食物誘惑以及減輕和維持體重的挑戰時，扮演著重要的角色。我們在這一章探討個性的目的，就是為了讓你了解，**你的飲食習慣是如何受到個性的影響，進而讓修正這些習慣，掌控自己的飲食行為**。

我有一個朋友，小蘇，她很擔心如果面前有一盒楓糖乳脂軟糖，她會把整盒吃個精光，而她的憂慮相當可能成真。實際上，小蘇的人生時時刻刻都在避免失控的發生：她永遠知道自己該做些什麼事，又該在何時進行這些事，而且她櫥櫃裡的食物總是擺放得井然有序；身為一位成功的資深管理師，她具備豐富的組織管理能力。因此，關於乳脂軟糖的問題，她決定採取隔離策略，盡可能的遠離它。透過這個方式，一如她避免人生出現其他失控狀態的方式，她將失控吃進大量軟糖造成焦慮感的可能性降到最低。不過這當中最重要的第一步就是，小蘇必須認清自己的罩門在哪裡。一旦小蘇對自己的問題有所自覺，她便能掌控自己的人生。由於小蘇明白，規律、有計畫的生活能夠舒緩她的焦慮感，因此她可以按照自己的意思，決定該對每一種狀況進行哪種程度的規畫。

另一方面，我和小蘇的一位共同朋友，她很希望自己能像小蘇一樣，處理事情有條不紊，所以有時候她也會試著鞭策自己列出工作清單和行事計畫。她的某些努力的確沒有白費：以做菜為例，過去她總是興沖沖的洗手作羹湯，但是做到一半才發現，家裡已經沒有某樣食材了，或是忘了去買一個重要的材料，亦或是落了一個關鍵的步驟。為了避免重蹈覆轍，她刻意提醒自己，每次在做菜前一定要確認所有的食材和器具都備齊了，才能開始料理，藉此設法扭轉她根深蒂固的習慣。不過，在其他方面，她努力的決心很快就會隨著時間消退，因為要改變你的固有習慣真的不是一件簡單的事。

我們的個性並不是非黑即白，儘管我們往往會有一個特別鮮明的人格特質，但是通常其他的特質也會與之並存，我們將進行飲食控制者的行為特質分為四大類型：❶自律，❷衝動，❸推託，❹自卑。

為了讓你清楚了解每一種人格特質的狀況，以下節錄了一些讀者來信的內容，他們都想要戰勝自己的飲食習慣。

❶自律

衛昆說：「我已經按部就班的執行你的飲食計畫一陣子了，沒有半點偷懶。我天天記錄體重，可是過去三天體重卻文風不動。到底是哪裡出了差錯呢？」

❷衝動

黛布拉說：「我在度假時，早餐吃了香腸和炒蛋，還吃了一包的Oreo薄荷夾心餅乾和冰淇淋飲品。我的內心在拔河，一方面我想：『這是什麼情況，我都六十好幾了，難道不能好好享受人生嗎？』；另一方面我又明白：『如果我不好好節制，我未來能夠享樂的日子可能就不多了……』。」

❸推託

瓊說：「我喜歡朝目標前進，但是當結束一天或一週的工作回到家時，我早已精疲力竭，無法再有多餘的力氣去採買，或是準備一份健康的餐點。所以我只好下個禮拜再開始執行這項計畫。」

這類型的人在找藉口的時候，語句之間有時會流露出一項明顯的特徵，那就是「先褒後貶」，安的來信就正好反映了這項特質：

「我知道這份飲食計畫肯定是減重的好方法，但是我無法吃高纖食物或是大豆製品，因此我認為這並不適合我。」

❹自卑

梅塔說：「小時候，人家都說我妹妹『漂亮』，而我則是『聰明』。我父母對她寵愛有加，跟對待我的態度完全不同。食物填補了我內心的空虛，每當拍照時，我都將自己隱身在人群之後，因此每張照片我都只露出一顆頭，而非全身入鏡。」

找出你的性格特質

找出哪一種個性或個人特質最能代表你，認真回答以下的問題，這本書為你帶來的價值，主要取決於你回答這些問題的誠實度。針對這些問題，我想要強調一件事：這些問題的答案無關乎對錯。這些特質並沒有所謂的優劣之分，都是組成我們的一部分。**我們越了解自己，就越能夠掌控自己的感受和行為**。現在，就來找出哪些描述符合你的性格特質。

【自律型】一絲不苟，計畫周詳

自律型的人習慣將一切事情都處理得井然有序，他們不喜歡失序的感覺，有時候這樣的一絲不苟會讓他們自己或是他們身邊的人抓狂。這類的人往往對熱量、碳水化合物等相關知識瞭若指掌，除了會對所有的食物進行秤量、計算和評估之外，飲食對他們來說通常毫無任何樂趣可言。

□很注意吃進的食物種類。
□一直都有仔細地紀錄減重過程或是飲食日誌。
□想要知道所有食物的熱量／碳水化合物含量。
□每週都會規畫詳盡的一週菜單。
□非常具有組織能力。
□很愛整潔。
□不喜歡亂七八糟或是雜亂無章的空間。
□很少突然想要做些什麼事。

➔一項一分，總分（　　）

【衝動型】沒有規畫，事後才懊悔

衝動型飲食者往往是先做了再說，他們的生活很少事先規畫，大多是隨興所至。也因此，他們常常會對過去的行為懊悔不已。

信不信由你，**自律型和衝動型的飲食者擁有相似的人格特質，他們都深受「管理」這個問題所苦**，前者害怕生活失控脫序，後者則擔心生活束縛受限，他們之間是一體兩面。

- ☐偷偷吃東西。
- ☐有時候不會老實說出自己吃了什麼東西。
- ☐熱愛去吃到飽餐廳用餐。
- ☐從來無法只吃一塊巧克力、餅乾。
- ☐身邊隨時備有餅乾，或是冰淇淋，以備不時之需。
- ☐當去咖啡店喝咖啡時，會再加點一份馬芬蛋糕或是糕點，即使一開始只是想要喝一杯咖啡而已。
- ☐工作的辦公桌上永遠都放著一些糖果或巧克力，每天都會吃上幾顆。
- ☐基本上是一個衝動型的消費者。
- ☐常常買一些令自己後悔的食物。

➜一項一分，總分（　　）

【推託型】失敗的原因，都與我無關

瑪莉試過世界上所有的飲食方式，卻沒有一次成功過。她認為造成這些失敗的原因不是自己個人的問題，而是其他的外在因素；一起來看看你是否符合下列的任何一項狀態。

□遵守特定的飲食原則太過困難。
□認為體重並不是什麼大問題。
□孩子不喜歡這些食物，又不可能只有自己吃。
□沒時間煮飯。
□常需要出差，這份飲食派不上用場。
□無法在假日、聖誕節、度假或是親戚之間的聚餐時執行這份飲食計畫。
□向外界尋求協助或建議，但徒勞無功。
□已經試遍大家給我的建議，卻一點用都沒有。
□不知道為什麼，大家都對我心灰意冷。

➜一項一分，總分（　　　）

【自卑型】否定自己，因情緒而影響飲食

這類型的人格特質比較複雜，因為他們往往會合併情緒性飲食的現象，稍後在本章將討論到這個部分。這些人的飲食狀況很糟糕，因為他們不喜歡自己，或是他們總覺得自己不夠好。

□覺得沒有什麼魅力。
□覺得沒有人真心喜歡自己。
□兄弟姊妹比自己聰明／漂亮。
□無法自在的社交。
□老是讓人失望。
□永遠無法真正的討父母歡心。
□不是一個稱職的好父母。
□擔心另一半會對自己失去興趣。
□食物是讓我身心比較舒坦的重要夥伴。

➜一項一分，總分（　　　）

看看上述有哪些敘述符合你的狀況，並將你標註的總數加總起來。假如你在某一類型標註的總數過半，就表示你的人格特質最符合這個類型。**你可能會發現自己同時符合好幾種類型，但是不必擔心，很多人都不會恰好只擁有單一的行為面向**。做這項測驗的重點是找到並看清了自己的個人特質。請誠實作答。推託型的人有可能不太容易認清自己的真面目，所以，如果看到結果時，腦中冒出「這不可能是我」的想法，你肯定就知道自己是屬於哪一類型的人了！

了解性格特質，才能改變飲食習慣

現在，我們將更進一步的探討這些不同的性格特質，以及不同的性格與行為之間的關聯性，從而讓你明白，你的飲食和生活習慣是如何受到性格的掌控。

自律型的減重者，要懂得變通並稍微放鬆

的確，某種程度的管理有助於維持體重和健康。按表操課的生活方式讓我們的日子過得規律、舒適且能夠放眼未來。這對安定心神相當重要，因為它讓我們知道自己每天將如何過日子。然而，什麼東西都必須適可而止，即便是再好的東西，太多了都會適得其反。當對食物和

飲食方式進行嚴格控管時，會發生什麼事？是否這樣過度要求自己均衡飲食的行為、會讓他們覺得吃飯是一件苦差事，並心生壓力呢？力克在設計這份GI飲食的時候，為了迎合大眾的需求，並且簡化減重計畫的繁瑣性，他省去了讓許多人舉白旗投降的秤量、計算和評估食物的步驟。GI飲食只針對食用的分量做出了一些限制，讓執行者得以適量的食用綠燈食物。可是這種極度簡化飲食規範的方式，卻可能誘發自律型減重者的焦慮感。

雖然知道如何挑選健康的食物以及做出明智的飲食選擇很好，但是我們不應該不知變通，完全依賴嚴格的飲食規範來吃東西。正是這樣嚴格遵守飲食規範的方式，讓自律型減重者無法適量進食，使飲食獲得真正的控制。因此，自律型減重者需要的幫助，是了解如何在用餐時放輕鬆一點，感受到更多用餐的樂趣，以及在充分掌控大局的情況下，稍稍放寬對飲食的自我要求標準。

我們聽到許多讀者說，他們嚴格地執行這些飲食規範，幾週後體重下降的速度卻不如預期；更糟的是，甚至還有些人的體重在過去一週都沒有出現任何變化，他們想要知道是不是哪裡「做錯了」。這是自律型減重者的典型想法，他們希望每一件事都完美進行：進行飲食控制，遵守飲食規範，體重就會隨之減輕。**然而，計畫趕不上變化，人生和我們身體的變化不可能永遠都按照我們的意思運行，凡事總有意外**。對自律型減重者來說，這個意外就是這一場減重行動的終結者。在進行一段時間的嚴格飲食後，持續不斷的自我監控會讓執行者感到乏力並筋疲力竭。自律型減重者之所以會放棄減重，是因為他們覺得自己飢餓難耐、疲憊不堪又一無所獲。這導致他們失控暴食、大吃大喝，再次墜入了減重的輪迴中。

以下的內容是來自一位讀者寄來的電子郵件：「每天在吃點心的時候，我都會喝一杯兩百二十五cc的水，點心分別由數粒堅果、一顆蛋白、一塊水果和一顆櫻桃蘿蔔組成。請問這樣每份點心的蛋白質含量是否恰當？如果點心是堅果，我一次會吃八粒，這樣會太多嗎？（我將櫻桃蘿蔔和蛋白對切；將半顆櫻桃蘿蔔塞入剖半的蛋白中，再以牙籤固定，如此一來這兩份開胃小菜就成了我的點心）」照這些內容看來，這位非常嚴格執行計劃的讀者甚至還想要知道更多相關的飲食規範！你覺得這位如此小心翼翼的讀者，在對她的點心感到厭倦前，能夠維持這樣的飲食方式多久？

正因為如此，自律型的減重者必須放輕鬆一點，在執行這份飲食計畫時不要太過死腦筋，別為自己訂下一大堆規矩，坦率的認清這就是你所面臨的狀況，才能夠踏出第一步。列出一長串你可以食用的綠燈食物清單，並對少數幾樣特定食物的食用量加以限制，然後再從這份清單中挑選出你做菜的食材。我們希望你每天各吃三份正餐和三份點心，也希望這些餐點的食材不僅是來自這份清單，同時也要是你真心喜愛的食物；我們希望你能細細咀嚼、慢慢品味這些食物的滋味。不必多花心思秤量、計算或是紀錄飲食日誌。**試著把重心放在體會飲食所帶來的感官享受，而不要再專注於飲食的枝微末節和你為自己所訂下的額外規矩**。規畫一份你所喜歡的一週菜單，儘管在本書末已經提供了一些菜單範本，但是還是必須依個人的喜好略為調整。這個步驟不但讓執行計畫的過程更有規畫，也將使你的菜色更加豐富。好好享受這一週的餐點，並天天反問自己，這些菜色是否真的讓你心滿意足？如果沒有，那麼是因為哪些自律型減重者的習慣干擾了你？為什麼你還能夠歡欣愉悅的繼續進行這項飲食計畫？為自己喝采吧！因為你終於可以拋開斤斤計較的飲食方式，並且沒有出現任何一團混亂或是暴飲暴食的現象。

假如以這樣的方式規畫一整週的飲食會讓你不自在，請先從某一天的三餐和點心開始著手，不要對食物做任何的估量、計算和秤量。只需要抓住大原則，適當的享用綠燈食物即可；舉例來說，你可以這樣吃：一小把的堅果、一把蔬菜、一小塊雞肉或魚肉、水煮幾顆剛採收的小型馬鈴薯。

注意到了嗎？以上的分量大小都是用描述性的量詞，而非精準的重量單位。這樣的方式你可以接受嗎？會讓你感到非常焦慮不安嗎？你可以循序漸進地習慣這樣的飲食方式，如果沒辦法一天，從每天的其中一餐開始也行。

試著去自助餐廳吃飯，找出你喜歡的綠燈食物，然後嚐一點（又是一個沒有確切分量的量詞）。用這些食物填滿你的餐盤，盡情地享用。倘若在一場特別的聚餐中，你看到喜愛的紅燈食物甜點，還是可以拿一份起來品味一番。事實上，**我希望你每一週都能有兩到三次的機會，品嚐一小份你最愛、卻被列為黑名單（紅燈區）的食物**。做就對了！允許你自己這麼做，別再對這件事猶豫不決。這麼做能對你的減重造成多大的負面影響？即便今天你一不小心吃得太多，這也不會是世界末日，隔天你就可以導正回來。我們都可能偶爾犯點小錯，這不打緊，重要的是你要能夠再次勇往直前。把你特別無力招架的食物——如巧克力或洋芋片——逐出家門，或者是你可以參考我們給衝動型減重者的建議，將這些危險的零食分裝在小袋子裡，當作點心，一次吃一小包，享用時請細細品嚐這令你魂牽夢縈的美好滋味。綜合上述性格特質與建議，自律型的減重者需要：

- 認清事事皆要掌控的心態，是出自於害怕失控的表現。
- 放寬對自己的約束。
- 試著去享受飲食的樂趣。
- 盡量不要估量和秤量食物。
- 使用描述性的量詞，如「少量」、「適量」、「一把」等。

- 將焦點放在享用喜歡的綠燈食物上。
- 偶爾吃點屬於紅燈食物的零嘴，並了解到這不會是世界末日。
- 別在家中或辦公室擺放無法抗拒的食物。

衝動型減重者，要讓自己避開失控的可能

與自律型減重者相反，衝動型減重者不想去考慮飲食方面的規範，也不想受到任何外在因素的掌控。衝動型減重者害怕受到約束。這或許和他們的成長經驗有關，有可能從小家中對飲食的規矩就不少，也有可能他們的品味老是被別人指指點點，所以不如別做任何抉擇——就是這個念頭導致衝動型減重者老是莽撞行事。衝動型減重者往往都會宣稱他們擁有自由的靈魂，不受任何人的牽絆，藉以掩飾他們脫序的行為；然而，他們的這番舉動，只不過是想要逃避做出糟糕選擇的可能性。

有了這層認識，衝動型性格的人要怎麼看待自己？首先你必須認清，這種衝動型飲食行為是源自於「害怕自己的飲食喜好被人閒言閒語以及受到約束」。不過令人哭笑不得的是，這樣的處理方式其實卻是對自己的自我約束。表示你是刻意做出這樣的飲食行為：「我之所以會這樣吃，是因為我討厭別人告訴我該怎麼做，或是批評我的行事風格——不管是在家庭、工作或

個人生活等方面。或許我在生活的某些方面必須遵守他人的規範，可是在吃這方面，我卻可以享有自主權。我能夠隨心所欲的大啖我喜愛的食物，沒有人會搶走我盤中的菜餚。不只今天吃什麼是由我自己決定，明天亦然。選擇權在我手上，這一切都在我的掌控之下。」你應該將最後一句話奉為圭臬，每天反覆咀嚼。

實際上，衝動型減重者必須了解，吃零食是一種不利減重的習慣，往往會讓你盲目進食。每當經過冰箱時，你可能都想要打開看看有沒有小零嘴可吃。在公司或是家裡，當面對備有零食的抽屜時，你也可能做出同樣的舉動。**請記錄一天當中你吃了幾次零食，並且分析自己當時是否真的餓了？**在選擇來點零食時，先自問：「我真的需要立刻吃這份點心嗎？我能不能先等個二十分鐘，看看會出現什麼變化？」（有可能接下來的時間你會忙著處理其他的事，又或者過了這二十分鐘，距離享用正餐或真正的點心時間又會更近了一些）。有時候你甚至只需要喝下一杯水（白開水或是氣泡水），就足以延緩這股嘴饞的慾望。

不要一次吃光整包零嘴（例如袋裝的堅果、洋芋片），**將這些零嘴分裝成獨享包的大小，不要放在觸目可及的地方**。如果你覺得這個方法有所幫助，可以將所有的零食都做這樣的分裝，包含馬芬蛋糕、堅果、爆米花、蔬食等等。

好好規畫三餐要吃的菜色，並且準備一份綠燈食物製成的便當作為午餐。放幾條高蛋白能量棒在你的包包裡，半條的能量棒就足以做為你出門在外的應急點心，你也不必吃進高熱量的蛋糕或是丹麥酥皮麵包了！在準備餐點時，請依照飲食計畫的分量進行。

避免坐在電視前吃東西，衝動型減重者往往會不知不覺地吃進大量食物。假如你真的很喜歡邊看電視邊吃東西，一時半刻無法改掉這個習慣，那麼你可以拿一包你預先分裝好的零食來解解饞。否則，**請你試著以別的活動取代這個看電視時的習慣，例如做些剪報或是織些毛料，讓你的雙手不會閒得發慌**。

將所有的紅燈食物逐出家門，同時也要將辦公桌上或辦公室中所有的紅燈食物清除；請不要將零食作為獎勵自己的手段，這將會得到反效果，並且導致你產生更多衝動的飲食行為，最終放棄減重。

去自助式餐廳時，先想好你夾菜的策略。掃視完所有的菜色後，將你想要吃的菜一次全部夾齊。首先，你的餐盤中必須有一半是由沙拉填滿，另一半則可以放上你所喜愛的綠燈食物。如果你想要，當然也可以享用甜點，只不過你得想清楚：最想吃哪一種？再取一小塊來品嚐。千萬不要禁止自己吃甜點，這會讓你覺得氣憤難耐，進而把自己推入這樣的思維中：「我本來就可以吃甜點，我要想吃多少就吃多少！」綜合上述的性格與行為分析，衝動型減重者需要：

- 認清衝動的飲食行為，是因為你害怕被約束。
- 決定權在你的手上。
- 少吃零食。
- 將零食分裝食用，永遠不要直接拿著一整罐或是一整袋吃。
- 不要邊看電視邊吃東西。
- 家裡不要存放任何紅燈食物。
- 不要將食物作為獎賞自己的手段。
- 規畫一套去吃自助式餐廳用餐時的夾菜策略。

推託型減肥者總是找理由，是害怕承認失敗

避免失敗的另一種方法，就是拒絕承認有問題存在，這種狀況往往發生在男性身上。許多人想減重的人試遍了各種的飲食法，卻毫無所獲，因而飽嚐失敗的滋味。跟衝動型減重者一樣，推託型減重者也害怕失敗。他們認為與其失敗，倒不如永遠不要開始減重。於是，他們不是想辦法克服對失敗的憂懼，反倒是不斷尋求不必減重的理由，並且在通往成功減重的道路上設下了重重關卡。

推託型減重者常常將他們失敗的原因歸咎於外在因素，而非反省自身的行為。回過頭看看描述推託型減重者人格特質的清單，這當中有許多敘述都明顯地指出，他們認為造成自己減重失敗的原因是外在因素使然，而不是他們的飲食習慣有所偏差。**透過這種事不關己的態度，他們不必為自己的消極行動負責，也不必面對個人的失敗成果**。總是有某些人或是某些事使他們意志消沉，通常這都伴隨著「如果……我就能……」的思維發生，諸如：「如果我有足夠的時間（或是如果我有支持我的家人，又或者是，如果飲食的限制少一點），我就能夠成功減重。」要承認自己的這些想法其實是種推託之詞並不容易，但是這一步卻非常重要。

跟衝動型減重者面臨的問題一樣，推託型減重者也必須勇敢面對自己對失敗的憂懼，同時將造成失敗的風險一併納入考量。推託型減重者還面臨另一個大挑戰（某些衝動型減重者也有這樣的情況），那就是想要立刻看到**顯著的成效**。這正是為什麼許多人都無法透過各種流行的飲食法變瘦的原因。一開始這些飲食法貌似能夠快速地讓他們看到效果，想想這個畫面，上千本的雜誌都以斗大的標題大聲疾呼「只要十天，你就可以甩掉四～五公斤的體重／讓腰圍小七公分！」然而長期執行下來，減重者會發現這份飲食法難以持之以恆，因此失敗感又再次油然而生。

推託型減重者的首要之務，是為自己訂下合理的目標。以下這樣的想法可能就不太實際：

你在五月時才開始執行減重計畫，卻認為可以在玩水的季節（七、八月）減去二十公斤！每週瘦下半公斤的體重才是比較合理的目標，只不過，因為推託型減重者渴望立刻看見明顯的成效，所以這樣的減重幅度讓他們覺得微不足道。所以假如這一週的體重減少了半公斤，你必須明白，這一週的目標成功達成了；另外，你也必須了解，即便下一週你的體重減輕不到半公斤或是保持原狀，也不代表這次的減重失敗。你要觀察的是整體的平均狀況，減重並非一蹴可及，毅力是減重時不可或缺的元素。不要因為一些不順遂就放棄減重，儘管有時候這些難關會令你難受，但是這些都是減重的必經之路。

永遠不要有「今天放縱一天，明天再加倍努力補回來」的想法，你永遠補不回來。相反的，請你每一天按照計畫用餐，並且確認這些食物都是你愛吃的。吃東西應該是一種享受，執行GI飲食時，你不應該感到委屈或是痛苦。更何況，**假如你不喜歡飲食控制時所吃的食物，你就會以此為藉口，停止減重計畫**。

跟衝動型減重者一樣，推託型減重者常常會嘴饞，這種三不五時想吃零食的習慣對推託型減重者的減重非常不利，因為他們永遠都會找到一些理由滿足口腹之慾：「吃一小片蛋糕無傷大雅，我等一下不要吃點心就好了。」這些嗜吃零食的行為將一步步的侵吞減重的成效，所以請努力，慢慢改掉這個習慣。限定自己半天不能吃零食是沒有用的，這反而可能會讓你在下午更想吃零食，並且吃下那一塊蛋糕；這個情況又會讓你有理由可說，「這麼做對減重沒有任何意義，我一定要吃零食，我必須吃掉這塊蛋糕」，千萬不要讓紅燈食物出現在家裡或是工作的地方。倘若你不小心把持不住、吃了紅燈食物，你也必須明白：這一個小失誤並不足以讓你放棄減重。推託型的減重者必須將他們的每一個小小成果視為堆砌成大大成功的磚瓦，而非將每一個小失誤看作是失敗或是放棄的理由。綜合上述分析與評估，推託型減重者需要：

- 認清自己對失敗的憂懼。
- 無法順利展開這份飲食法或是難以堅守原則，是因為個人的因素使然，而非外在因素。
- 減重的過程應該緩慢、平穩，而不是立即見效。
- 了解聚沙成塔的道理，小成果也將積累為大成功。
- 永遠不要有「今日放縱，明日刻苦」的想法。
- 適量的享用你喜愛的綠燈食物。
- 餓了才吃，不要吃零食或是在吃飯時看電視。
- 不要讓紅燈食物出現在家裡或是工作的地方。
- 一個小小的失誤，不足以讓你放棄整個減重計畫。

自卑型的減重者，請鼓起向他人說不的勇氣

基本上，自卑感會滲入你生活中的各個角落，對人生造成諸多影響。儘管如此，有無數的讀者告訴我們，當他們變得比較瘦的時候，也變得比較有魅力，覺得彷彿破繭而出，重新找回了自己。他們不只體力變好、神清氣爽，也發現自己能夠參加各種社交活動。但是你要如何化解這多年來的自卑感，或者是那股「我不夠好」的想法？我們的腦袋裡有一群小審判長，隨時準備批判我們，阻礙我們邁步前行。縱使朋友和家人誇我們生氣勃勃、魅力四射或足智多謀等等，我們也只是認為這些是場面話。

我不敢說就憑這短短的幾個段落，就足以改變你這一輩子對自己的觀感，但是有幾點重要的事實你必須銘記在心。我們從成功減重者的來信發現，他們認為當你滿意自己的體態時，自我價值感就會明顯提升。在意自己的外貌並非膚淺、沒有內涵……你不必以好萊塢明星作為標準，而是要讓你對自己的身型感到自在、快樂就好。

自卑型減重者往往需要花上好幾年的時間打開心房，長期漠視自己內心的渴望，有時候反而會導致自己被突然爆發的挫敗感或憤怒感淹沒。自卑型減重者害怕堅持己見會招致他人的排擠，這個想法根深蒂固的植入他們的心中，讓他們誤以為想要與他人維持友好的關係，就必須放棄自己的原則和想望。他們認為表達對立的意見或是拒絕的行為，都極有可能傷了和氣，抑

或是招致非議。自卑型減重者的內心纖細敏感，很容易受到打擊，所以他們最不想做的事就是傷別人的心。然而自卑型減重者真正需要關注的是自身的感受，而非他們的回絕是否會讓他人受傷。

執行GI飲食意味著你以自身的利益為優先考量，這樣的行為會讓你心驚膽顫。可是你必須了解，當減重之後你會變得更有自信，而且你會發現大家仍將與你保持友好的關係，並且更喜歡你減重後的活力和歡愉態度。你也可以告訴你自己，這麼做是為了自己的家人好，因為你會變得更健康、更正向，並且能夠更長久的陪伴他們。

因此，首先你必須說服自己你做得到，並且想為自己而戰。接著，**你需要練習委婉說「不」的技巧**，學會說「不」能對你產生不小的幫助。以下是一些幫助你婉轉回絕他人的應答範例：

【情境一】一位朋友慫恿你吃一塊你不想吃的蛋糕。在你說了「不用了，謝謝妳」之後，她可能會以為你在客氣，說：「噢，別跟我客氣，我知道你最愛吃這個了。」

回答：「謝謝妳的善體人意，但是我正在減重，等我達成目標時，我們再一起享用這個蛋糕，慶祝一番。」

此時值得一提的是，真正的好朋友會想要看到你成功；然而。有些人或許會害怕你的成功威脅到他們地位，因而處心積慮地扯你後腿，這些人就稱不上是你的朋友。

【情境二】你的另一半說：「我不喜歡一個人吃甜點的感覺～陪我吃一點嘛！」

回答一：「等我做一些符合綠燈食物的甜點後，我們再一起享用。」

回答二：「嘿，我的減重需要你的支持，所以請別再誘惑我了。」

回答三：「不行，我現在不能吃甜點，給我點時間準備一些水果，這樣我們就可以一起吃了。」

請注意，這當中沒有一種回答方式帶有咄咄逼人的語氣。對自卑型減重者來說，這樣的表達方式最自在，也可以避免衝突的發生。

自卑型減重者也必須學會應對一些與飲食無關的問題，比方說，學著以正面的態度評論自己的體重和外貌。自卑型減重者通常聽不進去別人對他的讚美，他們認為這只是其他人的場面話，又或者是，說這些話的人只是想要讓他們變得比較有自信。請試著在聽到讚美時，面帶笑容地看著對方的雙眼，說聲「謝謝」。另外，你也必須練習對你不想要做的事情說「不」的能力。回絕一場你不太感興趣的社交活動，並不代表你會傷了邀請者的心，或者是讓他／她將你列入黑名單，斷絕往來。

【情境三】朋友打電話給你，說：「我正要去逛百貨，你要一起嗎？」

回答：「謝謝你邀我一起去逛街，但是我現在還有其他的事要處理。」

【情境四】朋友提議去看某部電影。

回答：「我沒有打算去看那部電影耶，你覺得另一部電影怎麼樣？」

試著每週做一件寵愛自己的事，好犒賞你一週努力達成減重目標所付出的心力。你可以去按摩、換個新髮型，或是去百貨公司做一整套的彩妝美容，這些都是有益身心健康，並且使你更具魅力的事情。

保持寫日記或是週記的習慣，記下你個人的減重歷程。不論達成的成果是大是小，都請一一紀錄下來。除此之外，你也可以將自己勇於表達想法、感受的經驗和成效記錄其中。這些紀錄可以具體的提醒你，這些改變所帶來的成果都不差！

不經思考的吃零食或是用餐，可以讓自卑型減重者的身心獲得短暫的舒坦。然而，他們並不能真正的享受其中，他們這麼做的時候，往往還會夾雜無助和茫然的苦澀滋味。正因為如此，所以請你在冰箱門上貼一張便條，寫道：我會為吃零食的行為感到後悔，這不會是我想要做的事。假如在冰箱上貼這樣的便條會令你感到非常不自在，那麼請將這些話銘記在心，並時時警醒自己。或者，你也可以利用針對衝動型減重者所設計的一些飲食小技巧作為輔助。綜合以上的性格分析，自卑型減重者需要：

- 認清我們才是對自己最挑剔的批判者。
- 學習依個人的意願做出選擇，了解天並不會因此塌下來。
- 學會說「不」，回絕你不想做的事。
- 養成接受別人讚美的習慣，並給予正向的回應。
- 吃你真心喜愛的食物。
- 保持寫日記的習慣，記下自己的減重歷程和反應。
- 為自己的成功給予一些獎勵。
- 時時刻刻提醒自己：這一切都是我自己努力所得，我值得享受這些成果！

常見的十大錯誤飲食習慣

前面已經依序介紹了減重者的四大類人格特質，以及各人格特質如何影響飲食習慣。接下來我針對飲食習慣的部分，一起來看看這十種常常發生在你我之間的不良習慣。

❶不吃早餐

這是相當常見的壞習慣之一，大約有四分之一的北美人都不吃早餐，這個現象在青少年之間更為嚴重。美國一份探討青少年飲食狀況的研究顯示，只有三十二％的青少年有每天吃早餐的習慣。

早餐是一天當中最重要的一餐，當我們早上一覺醒來時，往往已經有十～十二個小時的時間沒有進食。**不吃早餐極可能導致我們產生零食整天不離手的狀況，因為我們想要藉以減緩飢餓感和提振精神**。同時這也會增加你吃進高熱量、高油脂食物的機會，如甜甜圈、馬芬蛋糕或餅乾，能夠快速滿足你身體渴望的食物。結束一天的工作後，你或許會感到飢腸轆轆，並在晚餐時刻以過量的食物填飽你的肚皮。這些行為都無法讓你的腰圍變小，反倒是很有可能讓你的腰圍變粗。

❷沒時間好好吃頓飯

當你說出「我沒有時間好好吃頓飯」這句話時，也意味著你將衍生出許多壞習慣。沒時間好好吃飯的人，很容易出現這些狀況：在上班途中匆匆以一杯早餐店咖啡、奶茶或紅茶和一份簡單的三明治、蛋餅或麵包解決早餐；午餐則是輪流以便當、小吃店、便利商店或速食餐廳解決，再加上一杯手搖飲料；到了下午，為了不讓自己沉重的眼皮闔上，他們會習慣以甜點和炸物當作下午茶；下班回家的路上，他們會順手帶一份高油脂的食物回家作為晚餐；最後，在晚間時分，他們會拿著一包零食和一瓶飲料，整個人放鬆地攤在電視機或電腦前，邊看邊吃、邊上網邊吃。如何？這些狀況是否讓你感到似曾相識？

這些使人發胖的便利食物和能夠短暫補給能量的零嘴，很容易讓你落入一連串有害健康的飲食習慣中，同時，你也必須為方便的食物付出代價，你的腰圍不僅會變粗，情緒更會隨著血糖的大起大落，起伏不定。事實上，為自己準備一套健康的餐點或點心花不了多少時間。每天早上你只需要花十五分鐘，就可以做出一份健康的早餐、並且吃光，這跟你在排隊買咖啡的時間差不多。如果你沒有辦法提早十五分鐘起床，或是在趕去上班前擠出一點時間吃一份自己準備的營養早餐，那麼就請你帶一盒屬於綠燈區的麥穀片、一小罐紙盒裝的牛奶和一份水果去公司。水果和鮮奶都不需要花時間準備，你可以拿了就走，不僅方便，這些食物還可以身兼具有飽足感又有營養的點心。在選擇午餐時，你可以避開會讓食物GI值增加的烹調方式和不必要的調味醬汁，挑選符合綠燈的主食和配菜。白天的健康飲食能確保你在下班回家後，有體力迅速的做出一份符合綠燈原則的晚餐，你前往各式餐廳和等候外帶所花的時間，其實就跟自己在家做晚餐的時間差不了多少。

❸止不住的嘴饞

青少年是世界上最容易嘴饞的人，每當他們經過冰箱時，很難控制不去打開冰箱。因為他們的正在快速發育、活動量大（希望如此），所以需要不斷攝取大量熱量。遺憾的是，許多人即便到了成年也會一直保有這個習慣，他們依然跟過去一樣攝取大量的熱量，為腰圍和健康帶來了一連串的災難。幾顆堅果、幾塊餅乾、幾杯果汁，以及一、兩湯匙的花生醬看起來對健康都沒有什麼害處，然而若全部一起吃下肚，很容易就會在一天內多攝取數百大卡的熱量！一年下來，你的體重可能會因為這些熱量多了十幾公斤。

執行GI飲食時，你除了應該吃三餐外，還必須外加三份點心，也就是說，**當你醒著的時候，大約每兩到三個小時就會吃東西，這樣能夠有效降低嘴饞的慾望**。一位讀者的來信寫到，她簡直不敢相信她能成功減重，因為減重期間她似乎吃個不停，她稱為「綠燈式的嘴饞」。

❹無意識的進食

你是否有過這樣的經驗：在看電視、讀書或講電話的時候邊吃東西，然後突然發現你幾乎要把整包的洋芋片、堅果或餅乾吃個精光。這樣的頻率有多高？我猜，非常高。

永遠不該將吃東西當作是一種消遣，**進食時，你應該將注意力放在嘴中的食物上**。請坐在飯桌前享用你的三餐；吃點心時，也請你屏除如電視、電腦、電玩或電話等令你分神的事物。這些改變將讓你不會再無意識的進食，並且明白你到底吃進了多少食物。

❺吃飯的速度太快

據說，一位十八世紀的知名博士——強森（Johnson）主張「每一口食物都應該咀嚼三十二下後再嚥下」。儘管這句話看來有點誇張，不過倒是有幾分真理暗藏其中。我們大部分的人吃東西的速度都太快了，但是我們的大腦要接收到胃部傳達的飽食訊號，大約需要花二十～三十分鐘的時間。因此，**假如吃飯的速度太快，你很容易吃進過量的食物**。因應之道是：放慢吃飯的速度，讓大腦有時間接收到胃部傳送的訊號。

這可能也是地中海國家肥胖率比較低的另一個原因，因為他們用餐的時間相當長。對這些國家而言，用餐時間就是與親友同樂的時刻，他們會細細品味食物的滋味，而不是以速食草草打發。

最近一項探討世界各國用餐時間長短的調查發現，法國的用餐時間最長，加拿大的用餐時間則幾乎是最短（倒數第二名）。無須多說，法國正是肥胖率最低的西方國家之一。

為了確保沒有吃進過量的食物，請放慢用餐的速度，並用心品味你所享用的餐點。在吃進下一口食物前，請先放下刀叉，細細品嚐口中食物的滋味和口感。

❻喝水量不足

你知道，當你感到口乾舌燥時，其實已經出現脫水的現象了嗎？水對我們身體的重要性僅次於氧氣。身體有高達七十%都是由水組成，每天我們必須飲用約八杯的水分，以補充身體所需。可是，大多數的人沒有適時喝下充足的水分，這帶來又累又餓的感覺，並驅使我們去找東西吃；其實，此刻我們要的不是食物，而是一杯水；**身體不是餓了，而是渴了**。所以請隨時水不離身，時時提醒自己攝取符合建議量的水分。透過長期適當的補充水分，能幫助控制食慾，進而有助於減重。

❼運動後，以食物犒賞自己

另一個常見的錯誤飲食習慣，就是做完運動後，以食物犒賞自己。許多人不是將運動本身所帶來的好處當作獎勵，而是認為自己認真運動可以獲得額外的獎勵或享受，這些犒賞大多是去享用某樣食物或飲品。

不幸的是，離開健身房後，你在返家路上所喝下的那一杯拿鐵的熱量，可能比你辛苦運動所消耗掉的熱量還高。

❽習慣不留剩菜，吃得一乾二淨

從小我們就被灌輸把盤子裡的食物吃乾淨的觀念，遺憾的是，當我們長大後，這個習慣卻無法幫助我們減輕或維持體重。我們不只吃光自己盤內的食物，還可能清光孩子盤中的剩菜或是飯桌上剩下的最後一口菜，我承認我就是這種人。但是這個習慣會導致我們吃進超乎消除飢餓感所需要的食物，對體重管理來說，這是一件很可怕的事。**不要讓你盤裡的食物決定你何時吃飽，請讓你的胃和大腦來決定**。每餐準備的食物要適量，不要過量。你可以把餐後的剩菜貯存在冰箱裡，而不是放在腰臀上。

❾餓著肚子去採買

吃飽喝足時，你很少會將採買食物列為當務之急；飢腸轆轆時，你才會突然覺得採購食品雜貨非常重要。然而此刻去採買食物卻是個不智之舉：你將會不經思考的讓推車堆滿滿足口腹之慾的不健康食物。**在肚子餓時，那些紅燈食物會變得比以往更加誘人，因而讓你有機會做出錯誤的選擇**。

因此，永遠在吃飽後去採買食物，或者至少帶一份符合綠燈原則的點心在身上，如自製綠燈蛋糕或是高蛋白能量棒。透過這些方式，在採買時，你可以做出更明智的選擇。

⑩將食用高糖高脂的食物視為一種享受

我們都再清楚不過了，在特殊節日或是慶典中，食物扮演了很重要的角色，光是說到婚禮、春酒、朋友聚會或過年、耶誕節，你的腦中可能就已經浮現出這些節日和場合上一定會出現的各種大餐。如果沒有情人節和聖誕節，糖果工業會變成怎樣呢？食物往往與你的正向經驗有密不可分的連結，這正是我們常常將食用特定食物當作「享受」的原因之一。不論是長輩為了表揚孩子所做的糖果，或是同事朋友鄰居為了表達感謝而請客的一頓點心，我們都習慣用食物作為獎勵身邊的人以及自己的手段。可惜，通常這些所謂令人享受的食物都含有大量熱量、糖分和油脂，絕非良伴。它們是造成肥胖危機和過重相關疾病（如糖尿病和心臟病）的主要因素。我們應該開始將這些食物視為懲罰，而非獎勵。

我們應該轉而挑選低熱量、低脂肪的食物作為犒賞自己或是他人的獎品。如果你很愛吃糖果，現在市面上有許多廠牌推出低糖或是無糖的配方，你可以選購這些低卡低脂的糖果。甚至新鮮的水果、低脂無糖的優格和低脂的冷凍優格都是款待自己的好選擇。另外，我的GI飲食系列叢書中，亦有許多符合綠燈原則的美味甜點和點心食譜。用食物款待自己是一件樂事，只不過你需要確認它們是對的食物。

請記住，雖然拋開壞習慣需要付出一定程度的努力，且有時會充滿挑戰性，但是這些都是值得的，你的堅持將為自己的健康帶來許多好處。不知不覺間，這些新改變就會變成你的老習慣；它們會變得如同銅牆鐵壁般堅不可摧，就跟你的那些舊習慣一樣。不同的是，這些新習慣會讓你的曲線變得窈窕，整個人煥然一新。

情緒性飲食的惡性循環

當我們的生活平穩順遂時，食物在我們的生活中會扮演重要的角色，但是卻不會是主角。我們之所以吃東西，是為了讓自己感到舒坦，舉例來說，當感到心煩意亂時，我們可能會吃某些特別喜愛的食物，讓自己「感到比較舒服」。往往這些食物與童年有所關聯，讓我們有備受呵護的感覺。當人生不是盡如人意，而我們又無法良好應對時，就很可能將這些負面的情緒訴諸於食物，你會將吃東西作為一種宣洩壓力的手段。不論是哪一種性格特質，都有可能會發生這樣的情況，所以即便這一段的內容與前面介紹人格特質有所重疊，我還是建議每一個人都要好好地看一看。

很多時候，以吃東西來慰藉自己的行為，反而會更助長負面的情緒。對某些人而言，這些負面情緒可能是悲傷、寂寞，或甚至是對生活的乏味感。對另一些人來說，這些情緒則可能還涵蓋了憤怒、焦躁或壓迫感。這些感受都會讓人有機會落入飲食的惡性循環，運行模式大概是這樣：

我感到：沮喪／生氣／乏味／哀傷／自己很糟糕（自卑）➔所以靠吃東西尋求慰藉➔高漲的血糖讓我感到心情愉悅➔接著血糖的驟降又讓我的情緒大壞➔失敗的感受和錯誤的飲食行為，讓我覺得自己糟糕透頂➔所以又再度吃東西尋求慰藉……周而復始。

如同我在探討自卑型減重者的段落所提到的，造成這些負面情緒的根本原因很多都是起源於童年的經歷，他們可能因此對自己感到不滿，或是變得暴躁易怒、不知所措，抑或是意志消沉。到了成年階段，這些經歷會使他們出現暴飲暴食、身形走樣和自卑的狀況。通常我們過去經歷的事件會潛移默化的影響我們現在的行為舉止。舉例來說，在小的時候，父母總是以小零嘴或是佳餚來表達對孩子的認同或關愛，因而讓孩子將這些食物與父母的關愛和認同連結在一起。或者是，假如我們不吃蔬菜、挑食，父母會加以懲罰（抽回他們的關愛），正因如此，我們才會試圖以「吃」重溫受到關愛的美好感受。儘管我們都沒有察覺到，這些動機或心理因素已經對我們的行為產生影響，但是我們仍下意識的為了獲得關愛或認同感去吃這些食物，久而久之，這些行為也已經成為飲食習慣的一部分。

不管用餐者是否飢腸轆轆，力克的母親無法忍受盤子裡有任何一點剩菜。綜觀她漫長的百年人生，只要她看到餐桌上的食物被吃得一乾二淨時，她便會說：「我真喜歡看到你們把菜吃得一乾二淨。」這種用餐的態度也影響到了力克，因為小時候只要他把飯吃得碗底朝天，便會贏得母親的讚賞和關愛。身為他的太太，從相處的經驗中我學到，用餐時絕對不要在餐桌上擺上過多的食物。我的作法是，在用餐前先將晚餐的食物分裝成單人份的套餐，避免合菜的用餐方式，否則力克會無意識地吃進大量不必要的食物。

就跟我建議每個人都必須先了解自己的人格特質一樣，**如果你想要改掉情緒性飲食的習慣，你也必須要對這些飲食習慣有所警覺**。比方說，你踏入家門做的第一件事，就是打開冰箱或是放有餅乾的櫥櫃嗎？在經歷烏雲罩頂的一天後，你會以甜膩滑順的食物撫慰你的心情嗎？當你無所事事之際，「吃東西」是否是首要消遣活動呢？看電視的時候，是不是一定要配上零實、還會因此不知不覺吃進了超乎預期的分量？當晚上在看電視時，我大多會吃一片黑巧克力。然而有一天晚上，我卻突然發現我正在吃第二片巧克力，而且對自己如何將它放入口中的經過毫無印象！自此以後，我就把巧克力冰在冰箱，每次要吃的時候才拿一片出來吃。

請回顧我們在前一段列出的十大錯誤飲食習慣，花一到兩天的時間快速記下自己的飲食習慣和狀況，好讓你找出解決這些不自覺舉動，或是飲食過量行為的因應之道。認清自己面臨哪些風險，對減重非常重要。除此之外，請仔細想想當你備感壓力時，這些飲食習慣的強度和頻率是否有加重的情況。很多職業婦女說，在她們嘗試將所有事情同時打理妥當時，壓力感會倍增；她們不僅要處理工作上的事務，回家後還要整理家務、打理孩子，甚至照顧長輩。面臨這類問題的第一步就是，想想有無解決現狀的替代方案，例如尋求他人的協助。

一旦你知道了情緒性飲食對你生活所造成的影響，你就可以對症下藥，改變飲食習慣。當放在家裡、公司和平時吃進肚裡的所有食物都符合綠燈原則時，你就已經踏出了成功的第一步。請為這個成果好好的犒賞自己一番。給自己一些有益身心的獎賞，例如：看一本書、買一份美妝小物、逛一家你喜歡的商家（以力克為例，他會去逛加拿大輪胎[CanadianTire]或家得寶[HomeDepot]這類的居家用品量販店），只要不是大吃紅燈食物，任何你感興趣或愛好的事物都可以作為獎賞。

一步一步慢慢來，一次改變一個壞習慣。如果你常常一進家門就打開冰箱，請確認你冰箱裡時時存放著綠燈食物。一個禮拜後，在你經過冰箱時，請試著克制自己等三十分鐘再打開冰箱，或甚至是只等個幾分鐘也行，這段期間你可以喝一杯茶，休息一下。

當渴望吃甜食的念頭襲來時，來一份香甜的點心是很重要的。符合綠燈原則的自製水果馬芬蛋糕（水果採用覆盆莓、藍莓、草莓和桃子）是一道很好的甜點選擇；另外，將新鮮水果搭配Splenda代糖，或搭配少許含有Splenda代糖的無脂酸奶油享用，也是不錯的選擇。甚至就連無糖的糖果，都比屬於紅燈食物的甜味巧克力好。只要你非綠燈食物不吃，並且一天吃三份正餐和三份點心，你渴望甜食和焦躁不安的狀況會逐漸趨緩。將零食分裝成小包裝，隨身攜帶，方便你需要時取用它們。我總是會在包包裡放一些高蛋白能量棒，如此一來，不論我身在何處，都能以半條能量棒作為點心。

擬一份清單，列出除了吃東西之外，能讓你感到開心的活動。譬如說，如果你在看電視時，不吃東西，那你空出來的雙手能做些什麼？我們大多喜歡在看電視時做些別的事，我會一邊看電視，一邊看書或是雜誌。有些人則會做做手工藝，甚至是燙衣服！相對的，你也可以選擇關掉電視機，出門散散步，或是打開買了很久的雜誌和書籍開始閱讀。總之，請你找出一件能夠取代吃東西，並且讓你愉悅的活動，這有助於你打破我在前文所說的惡性循環。

你必須明白，**當體重減輕時，你不只會覺得身體變好了，也會覺得心理狀態變得比較舒坦**；減重的成功會提升你的自信心。這股對自己外表的自信心，就是你對抗紅燈食物以及打破不良飲食習慣的強力後盾。不只有你會注意到自己身體的變化，身邊的人也會發現。當你的體重一點一滴減去（我們所說的是永久性的減重），你也會逐步體驗到完成目標所帶來的好處。成功減重的人往往會以更正向的態度和他人互動，同時他們的體態也會有所改變：變得抬頭挺胸，而非垂頭喪氣。

容我再次強調，你一定要找到能夠取代吃東西的活動。對打破不良的飲食習慣來說，這件事相當重要。**請列出一份清單，寫上所有能取代吃東西的活動**，在你確定這些新的飲食行為和飲食型態已經成為你的習慣前，請利用清單上的活動來幫助你拋開壞習慣。**當不小心犯錯時，請不要過度抨擊自己**，我們每一個人都有過這樣的經驗，只要讓重新回到軌道上即可。光是你下定決心和努力不懈執行這項計畫的舉動就已經勇氣可嘉，所以不要因此灰心喪志，請繼續完成這項減重計畫。

我已經強調過，必須找出一個能夠立即取代吃東西的活動有多重要了，或許為自己設定一個長期的目標也會有所幫助。你的心中有一個從未告訴他人的夢想和目標嗎？這個祕密是什麼呢？是去上舞蹈課？還是在眾人面前表演？過去你可能因為自卑或是身材的關係不敢多想；然而，現在或許正是朝夢想前進的時候了。當你想要碰紅燈食物時，請想想未來的長期目標——這些食物不可能幫助你完成夢想！

我們有位朋友是心臟科醫師，目前正努力對抗不良的飲食習慣。他的左手腕上戴著一條塑膠手環，**而每當他做出不正確的飲食選擇時，他就將塑膠手環換到右手腕上**。因此，每當他再想要去拿某些食物來吃時，右手上的手環就會提醒他：今天已經做出了一次錯誤的決定——他說這真的很有幫助。假如你想要有一個具體的輔助物品提醒自己，並且幫助你拋開壞習慣，或許可以試試這個方法。另外，還有一位讀者在計算過後發現，她所必須減去的體重相當於她兩個小孩的體重總和；因此，每當她意志動搖時，她便會將兩個孩子一把抱起，同時試著快走——這真的是非常耗費體力的活動！然而，這樣的方式卻能夠幫助她遠離紅燈食物的誘惑。

最後，我鼓勵你給自己每週的成果一點獎賞，去看一場表演或一場球賽，買一些花或是泡一個帶有花香的澡，千萬還不要去買新衣服，這是之後的事。現在你只要記住一件事，那就是「好好善待自己」。

第八章 讓食物保持低GI值的烹調技巧

廚具

好的廚具不僅省時，更能保留食物的營養，每一個GI飲食的廚房都應該要有以下這些廚具。

微波爐：減少煮食的時間

食物的「加熱」和「烹調」，即為消化食物的第一步驟。烹調食物的時間愈久，食物就愈容易被你的胃腸「消化吸收」。如果你生吃馬鈴薯，大概需要花一個禮拜的時間才能消化掉。事實上，**煮食的過程之所以會增加食物的GI數值，是因為「烹調」會先將食物分解，搶了消化系統的工作**。請記住，你必須盡可能讓胃有事做。雖然我們不建議你總是吃生的食物，但是誠心的建議要將烹煮的時間縮到最短，或者是將食物的質地烹煮到義大利人所說的「軟而不爛」，口感仍帶有**嚼勁**即可。

微波爐正是能夠達到這種效果的好方法之一，它可以在短短數分鐘內煮熟生鮮或是冷凍的蔬菜，這不僅讓蔬菜得以維持低GI的食物特性，比起其他烹調方式，更能封存比較多的營養成分，因為烹調的時間短，烹調過程中也不太需要加入額外的水分。不僅如此，微波爐更是解凍肉品和加熱點心、剩菜的好幫手。

不沾鍋鍋具：減少用油量

你的廚房裡應該要有兩套尺寸不同，並且附有鍋蓋的炒鍋或煎鍋。這套鍋具必須讓你能夠少油或是無油烹調，而且方便清理。由於做菜時常會用到煎、炒等烹調技巧，因此這些不沾鍋的鍋具將能讓你事半功倍。

烤肉架或室內烤爐：減少食材油脂

烤肉架或是室內烤爐是烹調肉類或是魚類的好方法，因為藉由烘烤可以逼出肉品多餘的油脂，食物也會看起來更加美味可口。

食譜中的食材與營養素

透過下文即將介紹的技巧，你將能夠變化出相當多符合綠燈飲食原則的私房好菜，而不一定要照著本書的食譜做菜。

健康食材：僅調味時可用少許紅、黃燈食材

首先，你必須確認食譜中的所有的食材都是綠燈食物，如果有任何屬於紅燈或黃燈的食材，請拿掉、或是以綠燈的食材取代。不過，食譜中某些具有增添風味效果的紅、黃燈食物則可以少量使用，例如某道六人份的菜需要加半杯的酒，或是四人份的沙拉加四分之一杯的葡萄乾等，風味濃郁的乳酪也可以少量的使用。舉例來說，在燉菜上灑上一到兩湯匙的帕瑪森乳酪粉，既可以增添菜餚的風味，又不會帶來過多的熱量。

纖維素：影響食譜GI值的關鍵

閱讀食譜時，纖維素含量的多寡是你必須考量的重點之一。對一份食譜的GI數值來說，水溶性和非水溶性的纖維素皆扮演關鍵角色，兩種都多多益善。如果這份食譜缺少纖維素，請想

想看能夠加入哪一些富含纖維素的食材提升含量，如燕麥、麥麩、全穀類或是豆類等等。

脂肪：優先選擇植物油

你所參考的食譜都應該要低脂，且沒有什麼飽和脂肪。假如這道菜需要用到油，請你使用植物油，芥花油和橄欖油是最佳選擇。盡可能減少油脂的使用量，因為無論哪一種油脂的熱量都很高。

糖：以同體積的代糖取代

永遠不要添加糖或是含有大量糖分的食材，如玉米糖漿或是麥芽糖。現在市面上有許多優質的代糖；我們最喜愛的廠牌是Splenda，一種醣基的衍生物，卻不含任何熱量。Splenda的代糖不僅適合料理，也適合烘焙。使用時，你只需要以體積（非重量）等比例代換即可。也就是說，一湯匙的糖，就以一湯匙的Splenda取代。不過請注意，我並不建議你使用Splenda的黑糖配方產品，因為其中有五十％都是由黑糖組成。黑糖方面，SugarTwin的黑糖系列是比較好的替代方案。

蛋白質：減緩消化速度，降低食譜GI值

請確認你的菜餚中含有充足的蛋白質，否則你就需要搭配一些蛋白質的食材補足。蛋白質有助於減緩消化的速度，能夠有效地降低一道菜的GI數值，這也是我們用餐時常常忽略的地方，特別是在食用沙拉或是點心時。能作為提升菜餚中蛋白質含量的食物有：低脂乳製品、瘦肉、禽肉、海鮮、蛋白、豆類及大豆製品，如大豆粉或乳清蛋白粉。

烹調食物的基本原則

肉類

豬里肌、牛後腿內側或後側的肉、小牛肉和熟食的瘦火腿肉是最佳的選擇。雖然在第一階段基於執行上的實用性，我將瘦牛肉片和特瘦牛絞肉歸為綠燈食物，但是基本上，**紅肉皆屬於黃燈食物**。在尚未執行到第二階段的飲食前，必須避免食用豬肉或羊肉，因為這兩種肉的脂肪含量通常比較高；食用分量的拿捏也很重要，請記得肉類食用量為「掌心」或「一副撲克牌」一的大小。請不要對這樣的限制感到恐慌，一開始我也不太能接受將牛排分量變小，但是現在已經習慣，反而大多數餐廳所供應的牛排分量對我來說都太多了。

● **牛排作法（一人份）**

❶選用取自牛後腿內側或後側的牛排，以烘烤的方式料理（每人份約一百一十公克）。

❷在不沾鍋鍋具中加入少許水分，煸炒洋蔥絲和蘑菇片，作為牛排的佐料。

❸以肉豆蔻和胡椒調味剁碎的綠花椰菜、蘆筍和對切的球芽甘藍，然後再以大火（highpower）微波至質地柔軟，約需三到五分鐘。

❹取三湯匙生的印度香米或兩到三顆新鮮的小型馬鈴薯，蒸煮至熟後，即為一份搭配牛排的主食。

禽肉：基本上，煮熟的低脂雞胸肉和火雞胸肉能夠變出許多花樣，你也可以搭配各式香草、香料和蔬菜增添它的風味。

● **材料（一人份）**

噴霧式用油（最好是植物油，如芥花油或橄欖油），去皮、無骨雞胸肉或火雞胸肉一百一十公克（可以整塊烹煮，也可以切片或切丁後再行烹調）。

● **作法**

❶取一只小的不沾鍋煎鍋，噴上一點植物油後，開中大火加熱。

❷放入雞胸肉或火雞胸肉，將雞肉嫩煎至顏色不再粉紅，且觸感堅實即可。若是整塊雞胸

肉，每面需要煎四分鐘左右；若是切片或是切丁者，則需要五～六分鐘左右。

魚肉：事實上，任何一種魚類都可以用這種方式料理，例如我們家最愛的鮭魚和鱒魚。，但是千萬不要選用市面上已經裹有麵包粉或麵糊的魚排；你可以購買已經醃漬或調味好的魚排，只不過這根本花不了你多少力氣，你又何必多花錢請別人幫你做呢？以下的步驟將告訴你如何用微波爐烹調魚排，這個方法再簡單不過了。如有需要，可自行將分量倍數放大。

●材料

一片魚排：一百一十克，現擠檸檬汁一～二茶匙，黑胡椒少許。

●作法

❶將魚排放在一個可微波的盤子上。

❷灑上檸檬汁和少許黑胡椒調味。

❸以可微波的保鮮膜封住盤子，但請不要密封，將盤子一角的保鮮膜微微掀起反折，使烹調時的蒸氣得以散出。

❹放入微波爐轉大火，微波至魚肉外觀不再透亮，且以叉子插入時，魚肉纖維呈片狀分離即可；約需四～五分鐘。微波完畢後，請先靜置兩分鐘，使魚排均勻熟成後，即可上桌享用。

其他作法

▼灑上新鮮或乾燥的香草調味，如蒔蘿、巴西里、羅勒或龍蒿。
▼微波前，在魚排下方鋪上一層韭蔥和洋蔥（請不要加油）。
▼為每一份魚排灑上一湯匙的自製麵衣，混有巴西里末的全麥麵包碎粒，以及一茶匙融化的低脂、非氫化人造奶油。

符合綠燈原則的配菜

需要來點搭配肉的配菜嗎？我提供一些輕鬆做出這些配菜的點子，而且每項都符合GI飲食的原則：

- 四季豆搭配杏仁或蘑菇。
- 什錦蔬菜，如胡蘿蔔片、切成小朵的綠花椰或白花椰菜，以及對切的球芽甘藍。
- 水煮的小型馬鈴薯（每份二∼三顆），最好是剛採收的。拌上香草和少許橄欖油調味。
- 印度香米（你可以在起鍋前的幾分鐘拌入一些蔬菜）。食用的分量為三湯匙生米，煮熟後會有三分之二杯的飯量，占餐盤面積的四分之一。
- 麵食，食用的分量為淨重三十五公克，或三分之四杯的熟麵，占餐盤面積的四分之一。

第九章　低GI健康綠燈食譜

早餐

透過搭配各種不同口味的水果優格，或是添加各式（切片）水果或莓果，燕麥片可以變化出無窮無盡的滋味和面貌。我太太最喜歡將燕麥片搭配脫脂牛乳食用，並在燕麥粥中加入些許無糖蘋果醬、杏仁片和代糖增添風味。至於我，我則喜歡以一杯脫脂牛乳和一顆柳橙搭配燕麥粥。這樣的早餐不僅美味，也富含飽足感，早上你就不必擔心肚子一下子就餓得咕咕叫了。

燕麥片

● **材料**（1人份）

傳統燕麥片…½杯

水或脫脂牛乳…1杯

無脂代糖水果優格…½～¾杯

杏仁片…2湯匙

新鮮或冷凍莓果

● **作法**

取一只可微波的碗公，倒入燕麥片，並加入水或脫脂牛乳。放入微波爐，以中火微波3分鐘。最後加入優格、杏仁和些許新鮮水果拌勻，即可享用。

自製什錦纖果燕麥片

● **材料**（2人份）

傳統燕麥片…1杯

脫脂牛乳⋯¾杯
無脂代糖水果優格⋯¾杯
杏仁片⋯2湯匙
蘋果／梨子／莓果（切丁）⋯¾杯代糖

● **作法**

將燕麥片置入碗中，以牛奶浸泡後，放入冰箱靜置一晚。隔天早上取出，再加入優格、杏仁、水果和代糖增添風味，拌勻後即可享用。

歐姆蛋

歐姆蛋不僅製作簡單，而且透過加入不同的新鮮蔬菜、少量的乳酪和些許的肉類，就可以變化出各式各樣的口味。除了基本的歐姆蛋作法，還有各種口味的進階版食譜。可以將任何你喜愛的綠燈食材，依照食譜的比例原則進行代換。若想要讓這份餐點的營養更加完善，可以搭配一杯新鮮水果和一杯脫脂牛乳，或是½到¾杯的無脂代糖水果優格。

● **材料**（1人份）

噴霧式芥花油／橄欖油⋯1罐
蛋液⋯½杯
脫脂牛乳⋯¼杯

義式歐姆蛋

● **材料**

蘑菇片⋯½杯
脫脂莫札瑞拉乳酪粉⋯28公克
番茄糊⋯½杯
新鮮或乾燥香草（奧勒岡或羅勒）

墨西哥歐姆蛋

● **材料**（1人份）

紅甜椒和青椒（切碎）⋯1杯
蘑菇片⋯½杯
豆類罐頭⋯½杯（瀝乾，洗淨）

※辣椒醬或辣椒粉（依個人口味決定用量），為最後淋或撒在煎蛋捲上的調味料。

素味歐姆蛋

●**材料**

綠花椰菜（切小朵）…1杯
蘑菇片…½杯
紅甜椒和青椒（切碎）…½杯
脫脂乳酪粉…25克

西式歐姆蛋

●**材料**

紅甜椒和青椒（切碎）…1杯
洋蔥（切碎）…1小顆
豬背燻肉／熟食瘦火腿片／火雞胸肉…2片

※紅辣椒片或卡宴辣椒粉（依個人口味決定用量），為最後撒在煎蛋捲上的調味料。

●**作法**

❶在不沾鍋的小煎鍋中噴上一點油，開中火加熱。

❷將蔬菜倒入鍋中（蔬菜的種類依歐姆蛋版本而定），拌炒約5分鐘，將蔬菜炒軟。將炒熟的蔬菜倒入空盤中，封上鋁箔紙以保持熱度。

❸打勻蛋與牛奶，倒入不沾鍋鍋中，以中火慢煎。當蛋液開始凝固時，便可以鋪上炒熟的蔬菜、乳酪、香草、豆或肉類。起鍋的時間則依個人對蛋熟度的喜好而定，一旦蛋的熟度達到你所想要的狀態，就可以盛盤。

❹食用前可以先在歐姆蛋上撒上辣椒醬、辣椒粉或紅辣椒片調味。

※你也可以將歐姆蛋改成炒蛋；當炒蛋稍微成形時，即可加入其他的食材一起拌炒至完全熟成。

辣味墨西哥式煎蛋

這些煎蛋會讓你火辣辣的展開一天，而且非常有飽足感。用烤箱即可以讓你輕鬆地完成這一道菜，縱使沒有出門用餐，也可以讓你的訪客享用到一份道地的早午餐。

●**材料**（6人份）

芥花油…2茶匙
洋蔥（切碎）…1顆
大蒜（切末）…2瓣
墨西哥辣椒（切末）…1小根

辣椒粉…1湯匙
乾燥奧勒岡…1茶匙
孜然粉…1茶匙
燉番茄…1罐（398毫升）
綜合蔬菜汁／番茄汁…1杯
蛋…6顆
黑豆…1罐（540毫升，瀝乾洗淨）
鷹嘴豆…1罐（540毫升，瀝乾洗淨）
青椒（剁成細丁）…1顆
新鮮香菜（切碎）…¼杯
新鮮扁葉巴西里（切碎）…2湯匙
全麥墨西哥薄餅（小片）…6張

●作法

❶取一只不沾鍋的大煎鍋，加入芥花油，以中火加熱；倒入洋蔥、大蒜、墨西哥辣椒、辣椒粉、奧勒岡以及孜然，拌炒至洋蔥變軟，大約3分鐘。接著將番茄、蔬菜汁、黑豆、鷹嘴豆、青椒、巴西里和一半的香菜加入鍋中，煮至沸騰。沸騰後，將火轉小，以文火慢燉至湯體略呈稠狀（約15分鐘），即可將鍋中的食材倒入23×33公分的烤盤中。

❷將烤箱預熱至攝氏220度（華氏425度）。

❸打一顆蛋到小碗中，小心的滑覆在烤盤的食材上。其他的幾顆蛋也重複相同的動作，蛋與蛋之間要保持間距，就跟你將餅乾排在烤盤紙上的方式一樣。以鋁箔紙封住烤盤，烘烤至蛋白凝固即可，約10分鐘（也可以依個人對蛋熟度的喜好延長烘烤的時間）。烤好後，再撒上剩餘的香菜和巴西里末，即可搭配墨西哥薄餅享用。

西南風味歐姆蛋捲

早午餐是親友共聚的好時光，但是你不會想要把時間都花在料理食物上。這裡告訴你一份省時的家庭號歐姆蛋食譜，由豆類製成的西南風味內餡，可以提前準備好，充分節省了當天料理的時間。

●材料（8人份）

麵糊（Roux）

芥花油…2湯匙
全麥麵粉…3湯匙

溫脫脂牛乳：1杯

鹽：¼茶匙

黑胡椒和孜然粉：少許（依個人口味決定）

歐姆蛋

蛋白：4顆

蛋液：1杯

內餡

低脂軟質奶油乳酪：1包（250公克）

低脂莎莎醬：½杯

紅腎豆／黑豆：1罐（540毫升，瀝乾洗淨）

紅／青椒（切丁）：1顆

青蔥（蔥花）：2株

新鮮香菜或扁葉巴西里（切碎）：¼杯

●作法

❶**製作麵糊**：取一只長柄平底小燒鍋，將油倒入鍋中，以中火加熱後，再加入麵粉持續拌炒約1分鐘。接著，緩緩加入牛奶烹煮，期間需不斷輕柔地攪拌；煮至麵糊可黏附在湯匙背上的稠度時（約5分鐘），即可拌入鹽、胡椒和孜然等調味料。充分拌勻後，倒入大碗中，冷卻備用。

❷預熱烤箱到攝氏175度（華氏350度）。28×43公分的烤盤抹上一層油後，再覆上一層烤盤紙。

❸**製作歐姆蛋**：取另外一只碗，將蛋白打發至尖端堅挺的硬性發泡狀態。待蛋液拌入❶的麵糊後，再倒入一半打發的蛋白，以翻拌的手法將之混入麵糊中，之後再將剩下的蛋白也倒入，以相同的手法，輕柔地翻拌均勻。混勻後，即可倒入❷準備的烤盤中，入烤箱烘烤。

❹當蛋體澎潤，色澤略帶金黃，且觸感堅實時（約18分鐘），即可將烤盤取出，放涼備用。

❺**製作內餡**：在大碗中將奶油乳酪和莎莎醬拌勻，待其外觀呈現細緻滑順的色澤後，再拌入豆類、紅甜椒、青蔥和香菜，備用。

❻以小刀沿著烤盤邊緣劃一圈，覆上一塊乾淨的布，倒扣出烤盤中的歐姆蛋，置於料理檯面；小心地將歐姆蛋的烤盤紙撕下，均勻地鋪上內餡，並在邊較長的其中一側預留5公分的空間不要塗抹內餡。

❼利用底部的布作為輔助，將歐姆蛋蛋皮由長的那一側，往預留五公分空間的方向捲起。捲好後（對切）成兩條歐姆蛋捲，以長柄抹刀或鏟刀將蛋捲盛放到大淺盤中。享用前，只需再將每條歐姆蛋捲分割為四等分即可。

青蛋佐火腿

這道菜具體的呈現了廣受兒童喜愛的童話故事，「綠雞蛋與火腿」（*Green Eggs and Ham*）中的「綠色的蛋」，並且非常有益健康。菠菜讓黃澄澄的蛋糊變成了青色，也增添了蛋品的風味，而瘦火腿片則畫龍點睛地替整道菜帶來些許鹹香的滋味。這是一份適合在節慶時，與親友共享的豐盛早餐。

●材料（6人份）

芥花油…1茶匙
洋蔥（切細丁）…1小顆
大蒜（切末）…1瓣
紅甜椒（切薄片）…2顆
新鮮扁葉巴西里（切碎）…¼杯
乾燥羅勒／墨角蘭…¼茶匙或新鮮羅勒／墨角蘭（切碎）…1茶匙
法式第戎芥末醬…1湯匙
瘦火腿片／豬背燻肉…6片

青蛋

菠菜嫩葉…300公克
芥花油…1茶匙
蛋液…2杯
鹽…½茶匙
黑胡椒…¼茶匙
新鮮扁葉巴西里（切碎）…2湯匙
新鮮羅勒（切碎）…2湯匙

●作法

❶將芥花油倒入不沾鍋煎鍋，以中火加熱。鍋熱後，加入洋蔥和大蒜烹煮3分鐘；加入紅甜椒、巴西里和羅勒，烹煮約3分鐘，當紅甜椒的質地變得軟中帶脆，即可將鍋中的食材倒入23x33公分的烤盤中。

❷每一片火腿片都抹上一些芥末醬，接著平鋪在烤盤中的甜椒混料上，備用。

❸製作青蛋：清洗菠菜嫩葉並瀝乾；取一只不沾鍋的大煎鍋，以中大火熱鍋。一次或分批加入菠菜嫩葉，稍微拌炒後，蓋上鍋蓋燜約3分鐘，使菠菜嫩葉充分出水收縮，但色澤仍呈鮮綠，即可熄火。先瀝掉菠菜嫩葉的水分，待它稍涼後，再將多餘的水分徹底擠出，並剁碎備用。

❹預熱烤箱到攝氏205度（華氏400度）。

❺將芥花油倒入不沾鍋煎鍋，以中火加熱。同時，取一只大碗，放入蛋液、鹽和黑胡椒，混勻，再加入菠菜末充分攪拌均勻。

❻將拌勻的菠菜蛋液倒入煎鍋中，靜待蛋體熟成，在蛋體的邊緣開始凝固前都不要加以攪拌。

❼蛋體的邊緣成形後，先以鍋鏟將蛋體的一角略為掀起，再將鍋子朝該方向傾斜，如此一來尚未熟成的蛋液便會流到蛋體下方，不斷重複同樣的動作，直至蛋體完全熟成；期間可以分批撒上（切碎）巴西里和羅勒。

❽將蛋分為六等份，分別置於❷的六片火腿片上，並以鋁箔紙包覆住烤盤，入烤箱烘烤10分鐘左右，即可享用熱騰騰的青蛋佐火腿。

湯品

許多濃湯的香滑口感都來自於鮮奶油，甚至某些濃湯還會額外添加馬鈴薯泥，使湯頭質地更加濃郁滑順。然而綠燈食譜的湯品則以豆泥取代，不僅可以增添湯品的風味和滑順口感，更能夠提升湯品的纖維素含量，相當符合GI飲食的綠燈原則。

菠菜濃湯

●**材料**（4到6人份）

芥花油…1茶匙
洋蔥（切碎）…1顆
西洋芹（切碎）…1根
胡蘿蔔（切碎）…1根
大蒜（切末）…2瓣
新鮮百里香（切碎）…1湯匙，或乾燥的百里香…1茶匙
番茄（切碎）…2顆
蔬菜高湯或雞高湯（低脂低鈉）…5杯
白腎豆…1罐（540毫升，瀝乾洗淨）

菠菜嫩葉…300公克
鹽和黑胡椒…少許

●作法

❶將芥花油倒入湯鍋，以中火加熱。加入洋蔥、芹菜、胡蘿蔔、大蒜和百里香，烹煮約5分鐘；直至洋蔥變軟後，加入番茄烹煮2分鐘，最後加入蔬菜高湯和白腎豆，煮至沸騰。湯滾後，將火轉小，以文火燉煮約10分鐘。

❷燉煮期間，將菠菜嫩葉切成末備用。

❸將燉煮好的湯分批放入攪拌器攪打成泥，直到湯品的質地呈細緻滑順時，再將它們倒回湯鍋，以小火燉煮。待小滾時，再加入菠菜嫩葉末、鹽和黑胡椒，拌煮約5分鐘；當菠菜充分熟成、湯體呈鮮綠色澤時，即可享用。

白花椰菜鷹嘴豆濃湯

這道湯品將讓你再次找到購買白花椰菜的理由，只要搭配一點薑末和孜然的香氣，白花椰菜也能夠變成一道美味可口的佳餚。

●材料（6到8人份）

芥花油…1茶匙
洋蔥（切碎）…1顆
大蒜（切末）…2瓣
胡蘿蔔（切碎）…1根
西洋芹（切碎）…1根
去皮薑末…1湯匙
孜然粉…2茶匙
香菜籽粉…½茶匙
薑黃粉…¼茶匙
白花椰菜（切碎）…6杯
鷹嘴豆…2罐（540毫升／罐，瀝乾洗淨）
蔬菜高湯或雞高湯（低脂低鈉）…6杯
無脂原味優格…½杯
新鮮香菜（切碎）…3湯匙

●作法

❶將芥花油倒入湯鍋，以中火加熱。加入洋蔥、大蒜、胡蘿蔔、西洋芹、薑末、孜然、香菜籽粉和薑黃粉，烹煮約5分鐘；直至洋蔥變軟後，加入白花椰菜和鷹嘴豆，拌煮約2分鐘，最後加入蔬

菜高湯，煮至沸騰。湯滾後，將火轉小，蓋上鍋蓋燜煮約20分鐘，使白花椰菜軟化熟透。

❷將煮好的湯分批放入攪拌器或食物調理機中攪打成泥，直到湯品的質地細緻滑順時，再倒回鍋中復熱。盛盤時，加入少許優格並點綴一些香菜末，即可享用。

＊保存：待湯品充分冷卻後，你即可將它放入密封罐中保存，冷藏最多可放3天，冷凍則可長達一個月。

＊小叮嚀：你必須選購一朵大約9公斤重的小型白花椰菜（切碎後）才會有6杯的量。

西南風味辣豆雞湯

這道菜的風味跟辣子雞丁相仿，只不過是以湯品的形式呈現。享用這道湯品時，你可以搭配自製的墨西哥三角玉米脆餅一塊兒食用。自製墨西哥脆餅：將全麥口袋餅切成八等份的三角狀，放在烤盤上，以攝氏205度（華氏400度）烘烤10分鐘。

●材料（4人份）

芥花油：1茶匙
洋蔥（切末）：1顆
大蒜（切末）：2瓣
辣椒粉：2茶匙
匈牙利紅椒粉：½茶匙
孜然粉：½茶匙
雞湯（低脂低鈉）：6杯
燉番茄：1罐（398毫升）
紅甜椒（切丁）：1顆
青椒（切丁）：1顆
無骨雞肉（切丁）：340克
紅腎豆：1罐（425毫升，瀝乾洗淨）
新鮮香菜（切碎）：2湯匙
新鮮萊姆汁：2湯匙

●作法

❶將芥花油倒入湯鍋，以中火加熱。加入洋蔥、大蒜、辣椒粉、匈牙利紅椒粉和孜然，拌炒約5分鐘，直到洋蔥變軟。

❷加入雞高湯、番茄、紅甜椒和青椒，煮至沸騰。湯滾後，將火轉小，使其小滾，放入雞丁和豆子再拌煮約8分鐘；或拌煮至雞肉熟透（肉丁中心

不再呈粉紅色），即可熄火。上菜前，再加入香菜和萊姆汁即成。

沙拉

以下是幾道簡便省時、可作為午餐的綠燈食材沙拉食譜。

彩豆沙拉

●材料（2人份）

什錦豆…1罐（540毫升，瀝乾洗淨）
黃瓜（切碎）…½條
番茄（切碎）…1顆
全麥短義大利麵（煮熟）…1杯
新鮮扁葉巴西里（切碎）…2湯匙
紅酒醋…1湯匙
橄欖油…2茶匙
法式第戎芥末醬…¼茶匙
鹽和黑胡椒…少許
乾燥香草（百里香或奧勒岡）…少許

●作法

❶取一只大碗，倒入豆子、黃瓜、番茄、義大利麵和巴西里。
❷再取另一只小碗，加入醋、油、芥末醬、鹽、胡椒和百里香；混勻後淋上❶的沙拉，即可享用。

希臘沙拉

●材料（2人份）

美生菜（撕碎）…2杯
黃瓜（切小丁）…½條
番茄（切小丁）…2顆
卡拉瑪塔橄欖…6粒
紫洋蔥（切片）…½顆
菲達羊乾酪（切碎）…¼杯
紅酒醋…1湯匙

特級初榨橄欖油…2茶匙
新鮮檸檬汁…1茶匙
乾燥奧勒岡…¼茶匙
鹽和黑胡椒…少許

●作法

❶取一只大碗，將萵苣、黃瓜、番茄、紫洋蔥、橄欖和羊乾酪碎粒拌勻。

❷再取另一只小碗，加入醋、油、檸檬汁、奧勒岡、鹽和胡椒；混勻後，淋上❶的沙拉即可享用。

華爾道夫雞丁米沙拉

●材料（1人份）

印度香米或糙米（煮熟）…¾杯
中型蘋果（切小丁）…1顆
西洋芹（切小丁）…1～2根
核桃…¼杯
雞肉（煮熟，切小丁）…110公克
低脂白脫牛奶沙拉淋醬…1湯匙

●作法

在碗中放入米飯、蘋果、芹菜、核桃和雞肉，倒入白脫牛奶沙拉淋醬，與食材攪拌均勻後，放入冰箱冷藏，食用時從冰箱取出即可清涼享用。

基本款義大利麵沙拉

●材料（1人份）

全麥短義大利麵（煮熟）…½－¾杯
綠色花椰菜（或蘆筍、甜椒、青蔥，煮熟蔬菜切碎）…1杯
輕食番茄醬、其他低脂或無脂的義大利麵醬…¼杯
熟雞肉、其他瘦肉產品或無肥肉香腸（切丁）…110公克

●作法

在碗中放入義大利麵、蔬菜、番茄醬和雞肉，充分攪拌均勻後，以保鮮膜封住碗口，放入冰箱保存。食用時再以微波爐加熱，或是也可以直接作為冷盤享用。

＊其他變化：你可以以這份食譜的分量做為參考，隨意的代換蔬

菜、醬料和各種蛋白質的來源，如此一來不僅可以滿足味蕾，亦可以增添午餐沙拉的多樣性。

奶香鮮果沙拉

這是一份很適合中午享用的沙拉，準備容易、製作簡單，也可以將1杯的新鮮水果換成1湯匙的果醬，但是果醬必須要是「果量加倍的低糖配方」。

●材料（1人份）

低脂茅屋起司…1杯

新鮮水果或是原汁罐頭水果（切碎）…1杯

*水蜜桃、杏桃或梨子

●作法

在一只保鮮盒中放入茅屋起司和水果，攪拌均勻後就算完成。享用前，請冷藏保存。

地中海米沙拉佐百香芥末醬

這道菜很適合做為晚餐的沙拉，甚至如果晚餐吃不完，隔天也可以把當成午餐享用。喜歡吃肉的人也可以隨意地加些火腿片或是火雞肉進去。

●材料（4到6人份）

蔬菜高湯或雞高湯…½杯

糙米…¾杯

鹽…¼茶匙

菠菜嫩葉…2杯

紅葉萵苣（切絲）…2杯

番茄（切碎）…2顆

什錦豆…1罐（540毫升，瀝乾洗淨）

櫛瓜（切丁）…1條

紅甜椒（切丁）…1顆

黃瓜（切丁）…1杯

水煮蛋（全熟去殼，每顆切成四瓣）…2顆

百香芥末醬

米醋…¼杯

新鮮羅勒（切碎）…2湯匙

扁葉巴西里（切碎）…2湯匙

特級初榨橄欖油…1湯匙

法式第戎芥末醬…2茶匙

鹽…1/4茶匙

黑胡椒…1/4茶匙

●作法

❶取一只湯鍋，放入高湯、米和鹽，煮滾。沸騰後將火轉為小火，蓋上鍋蓋，燜煮約35分鐘，將鍋內的汁液收乾。待米飯吸飽湯汁後，先熄火靜置5分鐘，再以飯瓢鬆飯，使米飯的熱氣得以稍微散出。

❷接著，取一只大碗放入菠菜、萵苣、番茄、豆子、櫛瓜、紅甜椒和黃瓜，再加入❶的米飯，充分攪拌均勻，最上層以切開的水煮蛋點綴。

❸製作百香芥末醬：取一只小碗，放入醋、羅勒、巴西里、油、芥末醬、鹽和胡椒，混勻。

❹將淋醬澆淋至沙拉上，細細拌勻後即可享用。

法式尼斯沙拉

這道沙拉本身就是一道主菜，你可以將食譜中的罐頭鮪魚以新鮮的烤鮪魚排取代。選用肉質堅實、色澤鮮明且無魚腥味的新鮮鮪魚肉，每面烘烤約2分鐘，即是一塊鮮美的鮪魚排。

●材料（4到6人份）

四季豆（摘除梗蒂）…450公克

紅葉萵苣（撕碎）…2杯

波士頓萵苣（撕碎）…2杯

小型馬鈴薯（剛採收，煮熟）…4顆

塊狀白鮪魚罐頭…2罐（170公克／每罐，瀝乾湯汁）

全熟水煮蛋…2顆

鷹嘴豆…1罐（540毫升，瀝乾洗淨）

小番茄…1杯

紫洋蔥（切薄片，依個人口味決定用量）…1/2小顆

小顆黑橄欖…1/4杯

鯷魚芥末油醋醬

鯷魚排（切末）…1塊，或鯷魚醬…1茶匙

法式第戎芥末醬…1湯匙

大蒜（切末）…1小瓣

白酒醋…1/4杯

特級初榨橄欖油…2湯匙

鹽：¼茶匙
黑胡椒：¼茶匙
匈牙利紅椒粉：少許
新鮮羅勒或扁葉巴西里（切碎）：2湯匙

●作法

❶取一只長柄平底燒鍋，將鍋中的水煮滾。水滾後加入四季豆，川燙至熟，約7分鐘，四季豆的口感應該爽脆不爛。瀝掉鍋中熱水，將四季豆以冷開水沖涼，備用。

❷取一只大淺盤，將紅葉萵苣和波士頓萵苣平鋪在盤底，並將馬鈴薯切為四瓣，賞心悅目的擺放在萵苣葉上，最後放上（煮熟）四季豆、鮪魚、蛋、鷹嘴豆、番茄、紫洋蔥和橄欖。

❸**製作鯷魚芥末油醋醬**：取一只碗，以叉子將鯷魚排搗成泥，加入法式第戎芥末醬和大蒜。充分混勻後，再拌入醋、油、鹽、胡椒和匈牙利紅椒粉；當所有食材交融在一起時，即可將它澆淋在❷的沙拉上，再撒上羅勒便可享用。

牙買加燻豬沙拉

牙買加人通常以香辣的調味料調味豬肉、雞肉和魚肉；辣椒賦予這道菜嗆辣的滋味，而香草不僅增添風味，更具有舒緩味蕾刺激感的鎮靜效果。

●材料（6人份）

青蔥（切碎）：3顆
大蒜（切碎）：1大瓣
青椒（切碎）：½顆
紅甜椒（切碎）：½顆
圓帽辣椒或墨西哥辣椒（去籽）：1小顆
新鮮百里香（切碎）：1湯匙
或乾燥百里香：1茶匙
多香果粉：1茶匙
肉豆蔻粉：1茶匙
黑胡椒：½茶匙
新鮮萊姆汁：2湯匙
芥花油：1湯匙
豬里肌：2塊（340公克／塊）

辣味萊姆油醋醬

蘋果醋：2湯匙
法式第戎芥末醬：2茶匙
萊姆皮（磨碎）：½茶匙
新鮮萊姆汁：1湯匙
代糖：½茶匙
辣椒：¼茶匙
鹽和黑胡椒：少許
什錦菜苗：6杯
小番茄（對切）：1杯
黃瓜（切碎）：1杯
什錦豆：1罐（540毫升，瀝乾洗淨）

●作法

❶預熱戶外式烤肉架或是平底煎鍋。

❷將青蔥、大蒜、紅甜椒、青椒、圓帽辣椒、百里香、多香果、肉豆蔻和黑胡椒都放入食物調理機攪打，待所有食材滑順地融合在一起後，再加入萊姆汁和油，拌勻備用。

❸取一只淺盤，放上豬里肌，並將❷的醃料倒入盤中；適當的翻轉肉片，使整塊肉都能均勻地裹上醃料。以保鮮膜密封盤口，放入冰箱靜置，最短20分鐘，最長8個小時。

❹**製作辣味萊姆油醋醬**：取一只小碗，將醋、芥末醬、油、萊姆皮、萊姆汁、代糖、辣椒粉、鹽和黑胡椒攪拌在一起。

❺在烤肉架或煎鍋內刷上少許油脂，放上醃漬好的豬里肌，以中大火燻烤約20分鐘，燻烤期間需要不時翻面。當肉色只略帶一點粉紅時，即可盛盤，備用。

❻取一只盛菜的大碗，放入菜苗、番茄、黃瓜和什錦豆，淋上❹的油醋醬，充分攪拌均勻。

❼最後將烤好的豬里肌切成薄片，撒在沙拉上面，即可上菜。

鮮蝦凱薩沙拉

凱薩沙拉是一道完美的主菜，若想要變化出不同的風味，亦可加入燻雞胸肉或是烤鮭魚排。

●材料（4人份）

全麥麵包：3片

新鮮的扁葉巴西里末…2湯匙
大蒜（切末）…2瓣
特級初榨橄欖油…2茶匙
乾燥的羅勒…½茶匙
鹽和黑胡椒…少許
蘿蔓生菜（切碎）…4杯
什錦豆…1罐（540毫升，瀝乾洗淨）
小番茄（對切）…1杯
大蝦（煮熟）…240公克

蒜香鯷魚淋醬

大蒜（切末）…3瓣
鯷魚排（切成泥）…2塊
法式第戎芥末醬…2茶匙
雞高湯（低脂低鈉）…3湯匙
特級初榨橄欖油…4茶匙
新鮮檸檬汁…1湯匙
鹽…¼茶匙
黑胡椒…¼茶匙

●作法

❶預熱烤箱到攝氏205度（華氏400度）。

❷將麵包切成15公分見方的麵包片，置於碗中；加入巴西里、大蒜、油、羅勒、鹽和黑胡椒調味。麵包均勻裹上調味料後，平鋪在鋪上烤盤紙的烤盤中，入烤箱烘烤約15分鐘，待麵包體金黃酥脆時，即可冷卻備用。

❸取一只大碗，將生菜、豆子、番茄和蝦子拌勻，備用。

❹**製作蒜香鯷魚淋醬**：取一只小碗，先以叉子將大蒜、鯷魚和芥末醬搗成泥狀和在一起；再拌入雞高湯、油、檸檬汁、鹽和黑胡椒。

❺在沙拉上淋上❹做的淋醬，並充分攪拌均勻。上菜前，再撒上麵包丁，即成。

＊小訣竅：你也可以用2茶匙的鯷魚醬取代鯷魚排。

素菜

蔬食牧羊人派

原本這一道菜算是對健康負擔比較重的菜式，

在這裡提供一份輕食版的食譜。傳統的牧羊人派，大多以牛絞肉或羊絞肉做為內餡，然而這個版本的餡料將絞肉以布格麥和豆類取代。這樣的配方不僅讓這道菜仍保有豐富的蛋白質，且吃起來更爽口、更健康。布格麥也叫做「中東義大利麵」或小麥碎。你也可以不要在派的表面鋪上馬鈴薯，直接撒點紅番椒即可享用。

●材料（4人份）

芥花油：1茶匙
洋蔥（切小丁）：1小顆
大蒜（切末）：2瓣
布格麥：¾杯
乾燥的奧勒岡：1茶匙
乾燥的羅勒：½茶匙
蔬菜高湯：1又½杯
燉番茄罐頭（帶原汁）：1杯
紅皮馬鈴薯（剛採收）：2顆
水：¼杯
鷹嘴豆：1罐（540毫升，瀝乾洗淨）
冷凍青豆：1杯
鹽：½茶匙
黑胡椒：½茶匙
新鮮扁葉巴西里（切碎）：2湯匙

●作法

❶將倒入芥花油的不沾鍋煎鍋，以中火加熱。加入洋蔥、大蒜、布格麥、奧勒岡和羅勒，拌炒約5分鐘。洋蔥變軟時，加入高湯和番茄，以湯勺背壓碎番茄，將湯煮滾。湯滾後，轉小火，蓋上鍋蓋燜煮約10分鐘，使布格麥熟透。

❷預熱烤箱到攝氏205度（華氏400度）。

❸以叉子在馬鈴薯上刺出幾個小洞，再放入裝有水的小碗中，大火微波約5分鐘，放涼備用。

❹將鷹嘴豆、青豆和一半的鹽、胡椒加入❶的布格麥糊中，充分攪拌均勻後，倒入20公分的烤皿，表面抹平。

❺將❸的馬鈴薯切成薄片，平鋪在布格麥糊上，每片之間請稍稍重疊。最後撒上剩下的鹽和胡椒以及巴西里。

❻烘烤約20分鐘，當麥糊起泡膨潤時，即可熄火。稍微放涼後，便可盛盤享用。

＊小訣竅：如果你不喜歡用微波爐烹煮馬鈴薯，也可以用湯鍋

煮，水量約淹過馬鈴薯即可，烹煮約10分鐘，使質地軟而不爛。

豆香洋蔥披薩

這是一份在餐廳外食時，可以要求廚房幫你客製化的一道低GI披薩食譜。

●材料（4人份）

披薩麵團

溫水：¾杯
酵母粉：2又¼茶匙
全麥麵粉：1又⅓杯
麥麩：½杯
鹽：少許

餡料

芥花油：1茶匙
洋蔥（切薄片）：2顆
大蒜（切末）：2瓣
乾燥的百里香：¼茶匙
鹽和黑胡椒：少許
番茄乾：¼杯
沸水：½杯
紅腎豆（煮熟）：1杯
低脂義大利麵醬：¾杯
新鮮羅勒（切碎）：2湯匙
低脂菲達羊乾酪（切碎）：¾杯

●作法

❶**製作披薩麵團**：取一只大碗，倒入水和酵母粉混勻，靜置10分鐘左右。待碗中液體起泡後，拌入¼杯的麵粉、麥麩和鹽；拌勻後，以保鮮膜封上碗口，靜置約30分鐘。30分鐘後再取出麵團，在撒上麵粉的桌面上揉製成光滑、略帶黏性的麵團；如有需要可再將剩下的麵粉加入。將麵團放置在一個抹油的碗中，封上碗口，靜置約一小時，使麵團膨發為兩倍的體積。

製作餡料：將倒入芥花油的不沾鍋煎鍋，以中大火加熱。加入洋蔥、大蒜拌炒約3分鐘。當洋蔥呈現金黃色澤時，轉中火，加入百里香、鹽和胡椒持續拌炒約15分鐘，使洋蔥變得柔軟，色澤轉為漂亮的黃褐色。

❷番茄乾浸泡在滾水中5分鐘，然後將水倒掉，剁

碎番茄。

❸預熱烤箱到攝氏220度（華氏425度）。將麵團分團，在撒上麵粉的桌面上　成約30-35公分的麵皮，使它服貼於披薩烤盤上。

❹將豆子放入大碗，以馬鈴薯泥壓匙（potatomasher）搗成泥。接著拌入義大利麵醬、番茄乾和羅勒，混勻後將這些餡料抹上麵皮，並放上❷的洋蔥和撒上羊乾酪。

❺烘烤約20分鐘，待披薩金黃酥脆時，即可享用。

豆香番茄蘑菇燉湯

燉湯的滋味濃郁、質地濃稠滑順，很適合拌麵或拌飯食用。我大多都會將它搭配螺旋狀的義大利麵食用；不過就跟墨西哥燉菜一樣，你也可以單獨享用。

●材料（4人份）

特級初榨橄欖油⋯2茶匙
蘑菇（切小丁）⋯450公克
洋蔥（切碎）⋯1顆
大蒜（切末）⋯4瓣
芹菜（切碎）⋯1小根
胡蘿蔔（切丁）⋯1小根
義大利香草粉⋯1茶匙
匈牙利紅椒粉⋯1茶匙
番茄丁⋯1罐（796毫升）
腎豆⋯1罐（540毫升，瀝乾洗淨）
番茄糊⋯¼杯
鹽和黑胡椒⋯少許

●作法

❶將橄欖油倒入一只平淺的大鑄鐵鍋中，以中大火加熱。放入蘑菇、洋蔥、大蒜、芹菜、胡蘿蔔、義大利香料粉和匈牙利紅椒粉，拌炒約10分鐘，直到洋蔥呈現金黃色澤，且蘑菇的水分收乾。

❷加入番茄、豆子、番茄糊、鹽和胡椒，煮至沸騰。水滾後，將火轉小，文火燉煮約25分鐘，使湯體濃稠滑順，即成。

白豆泥

這一道口感綿密的配菜富含大量的纖維素，可以做為取代馬鈴薯泥的選項。豆泥與蔬菜高湯的搭配相當順口，你也可以加入喜歡的蔬菜一起食用，夏天可放些帶點嗆味的水田芥，冬天則可放入清甜的羽衣甘藍。

●材料（4人份）

蔬菜高湯（低脂低鈉）…1杯
白腎豆（540毫升，瀝乾洗淨）…2罐
乾燥的百里香…¼茶匙
黑胡椒…¼茶匙
菠菜嫩葉（切絲）…2杯
鹽…少許

●作法

❶將蔬菜湯底倒入湯鍋。煮沸後，放入豆子、百里香和黑胡椒，小火燉煮10分鐘。

❷以馬鈴薯泥壓匙將豆子搗成細緻的泥狀，再拌入菠菜絲和鹽，所有食材充分融合在一塊兒後，即可享用。

田園希臘千層派

傳統的希臘千層派（moussaka）是以羊絞肉製成，你也可以將這些肉類以低GI的蔬菜取代。

●材料（8人份）

日本茄子…2顆（總重約1300公克）
鹽…2茶匙
芥花油…1茶匙
洋蔥（切小丁）…2大顆
大蒜（切末）…3瓣
紅甜椒（切丁）…1顆
青椒（切丁）…1顆
乾燥的奧勒岡…1湯匙
肉桂粉…1茶匙
黑胡椒…½茶匙
多香果粉…¼茶匙
番茄丁…1罐（796毫升）
番茄糊…¼杯
鷹嘴豆…1罐（540毫升，瀝乾洗淨）
新鮮扁葉巴西里（切碎）…¼杯

焗烤醬
芥花油：2湯匙
全麥麵粉：¼杯
溫的脫脂牛乳：2杯
鹽：¼茶匙
肉豆蔻粉和黑胡椒：少許
蛋液：⅔杯
茅屋起司：½杯（含1%乳脂）
低脂菲達羊乾酪（切碎）：1杯

●作法

❶預熱烤箱到攝氏220度（華氏425度）。將茄子切成10公分的厚片，層層堆疊在濾盆中，每層之間皆撒上一些鹽巴，靜置30分鐘，然後再以水將它們沖洗乾淨。瀝乾水分後，將它們平鋪在鋪有烤盤紙的烤盤上（有需要可分批烘烤），烘烤約20分鐘，直至茄子質地變得軟嫩，即可取出備用。

❷將芥花油倒入平淺的大鑄鐵鍋或深底不沾鍋煎鍋中，以中火加熱。加入洋蔥、大蒜、紅甜椒、青椒、奧勒岡、肉桂、胡椒和多香果，拌炒約5分鐘；洋蔥變軟時，再加入番茄和番茄糊，煮至沸騰。沸騰後，先加入鷹嘴豆和巴西里，再將火轉小，文火燜煮約15分鐘。

❸**製作焗烤醬**：將芥花油放入湯鍋，以中火加熱。倒入麵粉拌炒約1分鐘，再慢慢加入牛奶，邊攪邊煮約10分鐘，直到麵糊的稠度足以黏附在湯匙背時，即可熄火拌入鹽、肉豆蔻粉和黑胡椒。蛋液和茅屋起司則在麵糊稍涼後，再拌入。

❹預熱烤箱到華氏350度。先將三分之一❷的番茄醬抹在23×33公分的烤盤上，再依序在上面鋪上三分之一❶的茄子以及四分之一的羊乾酪；不斷重複同樣的動作。鋪到最後一層的茄子時，即可將❸的焗烤醬平均的倒在上面，然後再撒上剩下的羊乾酪。

❺烘烤約1小時，使千層派表皮呈現金黃焦褐色澤。關火後，請先靜置10分鐘再行享用。

乳酪通心粉佐烤鮮蔬

通心粉和乳酪是最佳拍檔，所以何不再加些蔬菜增添它的風味、色彩和纖維量呢？

●材料（4到6人份）

胡蘿蔔（切粗丁）：2根
櫛瓜（切碎）：2條
大蒜：2瓣
茄子（切塊）：1小顆
紅甜椒（切碎）：1顆
洋蔥：1顆（切成8瓣）
蔬菜高湯（低脂低鈉）：¼杯
乾燥的百里香：1茶匙
鹽：½茶匙
黑胡椒：¼茶匙

焗烤醬

芥花油：3湯匙
全麥麵粉：⅓杯
溫的脱脂牛乳：3杯
法式第戎芥末醬：2茶匙
低脂切達乳酪絲：1杯
帕瑪森乳酪粉：2湯匙
鹽：¼茶匙
黑胡椒：¼茶匙
全麥通心粉：½杯

●作法

❶預熱烤箱到攝氏220度（華氏425度）。取一只大碗，放入胡蘿蔔、櫛瓜、大蒜、茄子、紅甜椒、洋蔥、蔬菜高湯、百里香、鹽和胡椒，拌勻。再取一只鋪有烤盤紙或鋁箔紙的大烤盤，將這些混勻的食材平鋪於烤盤上，烘烤約35分鐘，直到表面焦黃酥脆，即可熄火，備用。

❷裝一大鍋水，加鹽，煮滾。

❸**製作乳酪醬**：在大湯鍋中放入芥花油，以中大火加熱。倒入麵粉拌炒約1分鐘，再慢慢加入牛奶，邊攪邊煮約5分鐘，直到麵糊的稠度足以黏附在湯匙背時，即可熄火拌入芥末醬、切達乳酪、帕瑪森乳酪、鹽和黑胡椒。待所有食材均勻地融合在一塊兒後，即可熄火，備用。

❹同時，將通心粉丟進滾水中煮約8分鐘，使麵體軟而不爛，富有嚼勁。瀝乾通心粉，盛盤，淋上乳酪醬，最後再放上香酥的烤蔬菜，充分拌勻，即可享用。

＊小訣竅：如果你不想要當天手忙腳亂，也可以前一天就先將這道菜做好，放在燉鍋中，封上保鮮膜冷藏。隔天再將保鮮膜撕掉，

放入烤箱，以攝氏175度（華氏350度）烘烤45分鐘，使其充分加熱，即可熱呼呼上菜。

椒香焗烤番茄千層燉菜

這款千層燉菜（stratas）的特色是，其中的夾層是由麵包製成，而在這一份食譜中，我們依照GI飲食的原則，選用了屬於綠燈食物的全麥麵包，並且減少了用量。這一道菜即使不是現吃也很美味，你可以前一天就先做好，做為早午餐或是親友聚餐的佳餚。

●**材料**（8到10人份）

全麥麵包：8片
煙燻紅甜椒：2罐（300毫升／罐，瀝乾水分）
熟綠色花椰菜（切碎）：4杯
低脂瑞士乳酪絲：1杯
脫脂牛奶：2杯
蛋液：1杯
法式第戎芥末醬：2湯匙
新鮮扁葉巴西里（切碎）：2湯匙
鹽：¼茶匙
黑胡椒：¼茶匙
番茄（切片）：2顆

●**作法**

❶麵包去皮，切成15立方公分大小的丁狀。取一只抹油的23x33公分烤盤，底部撒上一半的麵包丁。

❷甜椒切成細長的條狀。在麵包丁上撒上一半的甜椒、一半的花椰菜和一半的乳酪；然後再撒上剩下的麵包丁，重複上述步驟，依序堆疊上甜椒、花椰菜和乳酪。

❸取一只大碗，倒入牛奶、蛋液、芥末醬、巴西里、鹽和胡椒，攪拌均勻。將混勻的蛋液淋在❷的食材上，封上保鮮膜，冷藏至少2小時，最多則不超過24小時。

❹預熱烤箱到攝氏175度（華氏350度）。取出冰鎮過的食材，在最上面排上番茄片，番茄片之間可以稍微重疊。不加蓋的烘烤45分鐘左右，使表面呈金黃色澤。確認是否熟透，請以刀子戳刺燉菜的中心，刀身取出後乾淨無沾黏，即表示所有食材已完全熟成。

魚肉和海鮮

鮮蝦蟹肉餅

這些小肉餅是早午餐的小菜。蝦肉的部分你可以用貝類取代，佐料的芝麻葉你也可以用菠菜嫩葉取代。這些變動除了對口味有所影響外，對成品的外觀幾乎沒什麼大影響，因為這些食材的原形都會被打散，以肉餅的形式融合在一起。

●材料（8到10人份）

鷹嘴豆…1罐（540毫升，瀝乾洗淨）
大蝦（去殼挑腸）…450公克
蟹肉…2杯
新鮮全麥麵包粉…¾杯
蛋液…⅓杯
芹菜（切小丁）…½杯
新鮮蒔蘿（切碎）…¼杯
鹽…¼茶匙
黑胡椒…¼茶匙
番茄（切丁）…2顆
紅甜椒（切丁）…2顆
新鮮扁葉巴西里（切碎）…3茶匙

淋醬

特級初榨橄欖油…1湯匙
大蒜（去皮切末）…1大瓣
墨西哥辣椒（切末）…½根
新鮮檸檬汁…3湯匙
撕碎的芝麻葉或菠菜葉…4杯

●作法

❶鷹嘴豆放入食物調理機中打成細碎的豆泥，放在一只大碗中；再將大蝦也放入食物調理機打成細碎的肉泥，倒入鷹嘴豆泥，拌勻。

❷預熱烤箱到攝氏220度（華氏425度），將蟹肉置於緻密的篩網上，壓出蟹肉多餘的水分。若蟹肉中夾雜軟骨，請將它們挑揀出來，再將蟹肉後放入❶的碗中。加入麵包粉、蛋液、芹菜、蒔蘿、鹽和黑胡椒，以手將所有食材拌勻。將混好的肉泥分成18塊肉餅，每個約13公分厚，排列在鋪有烤盤紙的烤盤上，烘烤約20分鐘，使肉餅外觀呈現

金黃色澤，且觸感堅實。

❸烘烤期間，將番茄、紅甜椒和巴西里在碗中混勻，備用。

❹**製作淋醬**：取一只小碗，將油、大蒜、墨西哥辣椒和檸檬汁混勻，備用。

❺先以芝麻葉盤飾一只大淺盤，再把烤製好的鮮蝦蟹肉餅放在芝麻葉上。上菜前，撒上❸的番茄佐料，並淋上醬料，即可享用。

香煎魚排佐番茄鷹嘴豆

這道菜的變化性很大，你也可以將主菜換為雞肉或是火雞肉。搭配上微甜的佐料，讓這道帶點辣味的魚排，滋味更加爽口、美味，亦很適合與印度香米和四季豆一起享用。

●材料（4人份）

番茄鷹嘴豆佐料

番茄（去籽，切碎）…2大顆
熟鷹嘴豆（切碎）…1杯
紅甜椒（切碎）…⅓杯
洋蔥（切碎）…¼杯
新鮮扁葉巴西里（切碎）…¼杯
蘋果醋…¼杯
代糖…1湯匙
醃漬香料（picklingspice）…2茶匙
鹽和黑胡椒…少許

魚排

紅酒醋…¼杯
新鮮百里香（切碎）…2湯匙
乾燥的百里香…1茶匙
大蒜（切末）…2瓣
法式第戎芥末醬…2茶匙
黑胡椒…½茶匙
鮪魚排…1塊（450公克）

●作法

❶預熱戶外式烤肉架或平底煎鍋。

❷**製作番茄鷹嘴豆佐料**：取一只大碗，放入番茄、鷹嘴豆、紅甜椒、洋蔥、巴西里、醋、代糖、醃漬香料、鹽和胡椒，拌勻備用。

❸取一只平淺的大盤子，放入醋、百里香、大蒜、芥末醬和胡椒；混勻後，放入魚排，以醬料包覆魚排，醃漬5分鐘。

❹將魚排放在刷上一層油脂的烤肉架上，以中大火烘烤約8分鐘，將魚排烤至三分熟（或你所想要的熟度），期間請翻一次面。

❺將魚排切成四等份，搭配佐料享用。

＊【黃燈選擇羊肉】：以8塊瘦羊排取代魚排。若要將羊排烤至三分熟，需要將烘烤的時間延長至10分鐘。

＊【綠燈選擇雞肉】：以四塊去皮雞胸肉取代魚排。將烘烤時間延長至25分鐘左右。

香煎白肉魚佐柑橘莎莎醬

這一道菜準備起來相當快速，且柑橘莎莎醬的香氣更讓這道營養豐富的魚排帶點熱帶風味。白肉魚的部分，你則可以選用吳郭魚、黑線鱈或鯰魚等，來呈現這道典雅的菜式。

●**材料**（4人份）

柑橘莎莎醬

柑橘罐頭：2罐（284毫升／罐，瀝乾，無糖）
紅甜椒（切丁）：1顆
黃瓜（切丁）：½杯
紫洋蔥（切小丁）：¼杯
新鮮香菜（切碎）：3湯匙
米醋：1湯匙
鹽：¼茶匙
黑胡椒：少許

魚排

全麥麵粉：¼杯
蛋液：⅓杯
新鮮全麥麵包粉：¾杯
新鮮扁葉巴西里（切碎）：¼杯
麥麩：2湯匙
小麥胚芽：2湯匙
新鮮龍蒿（切碎）：1湯匙，或乾燥龍蒿：1茶匙
鹽：¼茶匙
黑胡椒：¼茶匙
白肉魚排：4塊（115公克／塊）
芥花油：4茶匙

●作法

❶**製作柑橘莎莎醬**：將柑橘片切為粗粒，放在碗裡；加入紅甜椒、黃瓜、洋蔥、香菜、米醋、鹽和胡椒，拌勻備用。

❷**魚排的前處理**：準備三個大的淺盤。第一個盤子放麵粉，第二個盤子放蛋液，第三個盤子放混勻的麵包粉、巴西里、麥麩、小麥胚芽、龍蒿、鹽和胡椒。首先將魚排沾附上麵粉，並將多餘的麵粉抖掉。接著，把魚排裹滿蛋液，再均勻地裹上第三個盤子的麵包粉混料；其餘的魚排也重複相同的步驟。處理好的魚排即可放在鋪有蠟紙的盤子上，備用。

❸將一半的芥花油倒入不沾鍋的大煎鍋中，以中大火加熱。放入兩塊魚排，煎烤約十分鐘，期間需要翻一次面，當外觀金黃焦褐時，便可盛盤。另外兩塊魚排，再以剩下的的芥花油，用同樣的方式煎烤。最後，將柑橘莎莎醬澆淋在魚排上，即可享用。

禽肉

以下是幾道簡便省時的雞肉料理，一定會成為你家人最愛的好味道。

雞肉炒時蔬

●**材料**（2人份）

噴霧式芥花油、橄欖油…1罐
什錦蔬菜（胡蘿蔔、白花椰菜、綠花椰菜、蘑菇和雪豆，切碎）…3杯（見＊＊）
新鮮的薑末…1茶匙
醬油…1茶匙
鹽和黑胡椒…少許
熟雞胸肉或火雞胸肉（去皮、無骨）…230公克

●作法

❶取一只不沾鍋的炒鍋，噴一點油，開中火加熱。
❷放入什錦蔬菜，拌炒約5分鐘，將蔬菜炒軟。
❸放入薑末和醬油拌炒均勻，再以鹽和胡椒調味。

❹加入熟的雞肉或火雞肉，拌炒約2分鐘，使雞肉或火雞肉充分加熱，即可盛盤享用。

＊其他變化：若想要更加省時，你可以將調味用的新鮮薑末、醬油、鹽和胡椒，以2～3茶匙市售的輕食快炒醬取代。

＊＊為了增加料理上的便利性，你可以使用冷凍的什錦蔬菜或是已經切好的冷凍彩椒。

義式番茄燉雞

●**材料**（2人份）

蘑菇片…230公克
中型洋蔥（切片）…1顆
義大利番茄…1罐（540毫升，切碎）
大蒜（切末）…1瓣
新鮮或乾燥奧勒岡和羅勒（切碎）…少許
熟雞胸肉或火雞胸肉（去皮、無骨）…230公克

●**作法**

❶在平底燒鍋中放入蘑菇、洋蔥和番茄，並拌入少許水分，以防番茄黏鍋；以中小火將蘑菇和洋蔥煮軟。

❷加入大蒜、奧勒岡和羅勒，拌炒均勻後，文火燜煮5分鐘。

❸加入熟的雞肉或火雞肉，拌炒均勻後，文火燜煮約2分鐘，使雞肉或火雞肉充分加熱，即可盛盤享用。

咖哩雞

●**材料**（2人份）

噴霧式芥花油、橄欖油…1罐
中型洋蔥（切片）…1顆
咖哩粉…1～2茶匙（依個人口味調整）
胡蘿蔔（切片）…1杯
芹菜（切碎）…1杯
印度香米（生的）…½杯
中型的蘋果（切碎）…1顆
葡萄乾…¼杯
熟雞胸肉或火雞胸肉（去皮、無骨）…230公克

●**作法**

❶取一只不沾鍋的炒鍋，噴上一點油，開中火加熱。

❷放入洋蔥和咖哩粉，拌炒約1分鐘，讓洋蔥均勻

地裏上咖哩粉。

❸放入米、蘋果、葡萄乾和1杯水，攪拌均勻後，蓋上鍋蓋，小火燜煮，讓鍋中的汁液慢慢收乾。

❹加入熟的雞肉或火雞肉，拌炒約2分鐘，使雞肉或火雞肉充分加熱，即可盛盤享用。

開面雞肉魯賓三明治

分量紮實的魯賓三明治永遠都是餐廳午餐時刻的熱門選項，這份食譜是輕食版，不僅含有滿滿的纖維素，更塗有滋味濃郁的抹醬。不論是午餐或是晚餐，都很適合搭配一碗蔬菜沙拉享用。

●材料（4人份）

三明治抹醬

原味優格⋯½杯
巴薩米克醋⋯2茶匙
水煮蛋（切末）⋯1顆
去籽綠橄欖（切末）⋯2茶匙
紅甜椒（切末）⋯2茶匙
伍斯特黑醋醬⋯½茶匙
全麥麵包⋯4片
熟的雞肉絲⋯3杯*
甘藍絲⋯2杯
番茄（切片）⋯1顆
低脂瑞士乳酪⋯4片
非氫化軟質人造奶油或芥花油⋯2茶匙

●作法

❶**製作三明治抹醬**：取一只小碗，放入優格、巴薩米克醋、蛋、橄欖、紅甜椒和伍斯特黑醋醬，充份拌勻。

❷將抹醬平均地抹在四片麵包上，再放上雞肉、甘藍和番茄，最後分別放上一片乳酪。

❸預熱烤箱到攝氏205度（華氏400度）。

❹取一只可入烤箱的不沾鍋平底鍋，放入人造奶油，以中大火融化它。接著，將三明治放入鍋中，煎烤約5分鐘，讓麵包變得酥脆；若鍋子太小，可以分批煎烤。最後，將平底鍋送入烤箱，烘烤約5分鐘，使乳酪融化，即可盛盤享用。

*小訣竅：你可以利用前一餐剩下的烤雞或烤火雞肉，或是在食品雜貨鋪買兩塊（煮熟）雞胸肉；料理前，先將它們去皮、去骨，即可入菜。

西班牙海陸燉飯

這一道菜非常適合大家一起享用，是款待賓客的最佳菜餚。辦一場西班牙主題的聚會，將它搭配其他西班牙風味的小菜（如醃菜或燉鷹嘴豆）一起享用吧！

●材料（6到8人份）

特級初榨橄欖油…1湯匙
雞腿肉（去皮、無骨）…450公克
洋蔥（切碎）…1顆
大蒜（切末）…4瓣
紅甜椒（切碎）…1顆
青椒（切碎）…1顆
雞高湯（低脂低鈉）…4杯
切丁番茄…1罐（796毫升）
匈牙利紅椒粉…1湯匙
番紅花絲…¼茶匙
印度香米…½杯
四季豆（摘除梗蒂）…227公克
新鮮或冷凍皇帝豆…1杯
新鮮或冷凍豌豆…1杯
大蝦（生的，去殼、挑腸）…450公克
淡菜（洗淨）…450公克

●作法

❶將橄欖油倒入一只平淺的大鑄鐵鍋或深底不沾鍋煎鍋中，以中大火加熱。放入雞腿肉，將肉塊兩面煎得焦黃，盛盤備用。

❷轉中火，放入洋蔥、大蒜和胡椒，拌炒約5分鐘，炒軟洋蔥。加入雞高湯、番茄、匈牙利紅椒粉和番紅花，煮至沸騰。湯滾後，放入米和雞肉，將它們與鍋中的湯汁混合均勻，轉小火，不蓋鍋蓋的煨煮約20分鐘。

❸四季豆切成2.5公分長。輕柔地將成段的四季豆、皇帝豆和豌豆拌入鍋中米飯，再拌入蝦、淡菜；蓋上鍋蓋，燜煮約15分鐘，使米粒變軟並讓淡菜開殼。

＊小訣竅：下鍋前，請先將淡菜輕敲桌面，看看它們的殼是否閉合。期間若有淡菜的殼因此打開，請將之丟棄；同樣的，若烹調之後，淡菜的殼沒有打開，也請你將它們挑起丟掉。

鮮蔬火雞肉捲

蔬菜是肉品的最佳搭檔，不僅增加了肉的香氣，更提供了大量的營養素。你也可以將食譜中的菠菜以風味較重的牛皮菜取代，讓味蕾有更多層次的享受。

●材料（6到8人份）

芥花油：1茶匙
青蔥（切碎）：½杯
大蒜（切末）：1瓣
紅甜椒（切小丁）：½顆
黃甜椒（切小丁）：½顆
紅腎豆（熟的，搗成泥）：1杯
新鮮的薑末：1湯匙
新鮮的薄荷末：2湯匙
菠菜（切碎）：2杯
鹽：¼茶匙
黑胡椒：¼茶匙
無骨火雞胸肉：1塊（約1公斤）

蒜味麻油醃料
醬油：3湯匙
米醋：2湯匙
大蒜（切末）：2瓣
麻油：2茶匙
甜辣醬，或Tabasco酸辣醬：½茶匙

●作法

❶將芥花油放入不沾鍋的大炒鍋中，以中火加熱。放入青蔥和大蒜，拌炒約3分鐘；當青蔥開始變軟時，加入紅甜椒、黃甜椒、豆子和薑末，拌炒約2分鐘。接著，再拌入菠菜，蓋上鍋蓋，燜煮約5分鐘，使菠菜充分熟成，即可熄火，期間需不時翻拌。熄火後，拌入薄荷、鹽和黑胡椒，放涼備用。

❷先將雞胸肉的皮剝除、丟棄，再將雞胸對半片開，但不要完全切開，讓它像書一樣攤開即可。以肉錘將雞胸肉攤開的厚度打成約半公分，鋪上❶放涼的菠菜等食材，即可將整片肉像奶凍捲般捲起；取棉線，以5公分的間距將雞肉捲綑緊，放入小烤盤，備用。

❸**製作蒜味麻油醃料**：取一只小碗，放入醬油、米

醋、大蒜、麻油和甜辣醬混勻。將混好的醃料倒上火雞肉捲，讓醃料充分沾附在火雞肉捲表面，然後封上保鮮膜，至少冷藏醃漬1小時，最多則不超過4小時。

❹預熱烤箱到攝氏160度（華氏325度），放入火雞肉捲烘烤約75分鐘，使肉體的中心溫度到達攝氏80度（華氏180度）即可關火（以料理用溫度計插入測量）。若要熱食，請先放涼10分鐘，再將火雞肉捲切成6～8段；或者你也可以先將火雞肉捲徹底放涼，放入冰箱冰鎮一陣子，再取出切成薄片，當成冷盤享用。

紐澳良番茄雞肉燉飯

這一道什錦燉飯（jambalaya）是卡津人的（Cajun）家鄉菜，特色是將生米以飽含湯汁的燉菜煨煮而成。

●**材料**（4人份）

芥花油…2茶匙
西洋芹（切碎）…2根
大蒜（切末）…2瓣
洋蔥（切碎）…1顆
雞肉（去皮、無骨）…450公克，切成邊長1公分左右的雞丁
乾燥的百里香…2茶匙
乾燥的奧勒岡…2茶匙
辣椒粉…1茶匙
卡宴辣椒粉…¼茶匙（依個人口味決定用量）
雞高湯（低脂低鈉）…2杯
青椒（切丁）…2顆
燉番茄…1罐（796毫升）
腎豆…1罐（540毫升，瀝乾洗淨）
糙米…¾杯
月桂葉乾…1片
新鮮扁葉巴西里（切碎）…¼杯

●**作法**

❶將芥花油倒入一只鑄鐵鍋中，以中大火加熱。放入芹菜、大蒜和洋蔥，拌炒約5分鐘，使洋蔥變軟。加入雞丁、百里香、奧勒岡、辣椒粉，繼續拌炒約5分鐘。

❷放入雞高湯、青椒、番茄、腎豆、米和月桂葉，

煮至沸騰；湯滾後，轉小火，煨煮約35分鐘，讓米粒充分熟成，期間需不時攪拌。米飯飽滿熟透時，請先關火靜置5分鐘，再將月桂葉撈出、丟棄。上菜前，拌入巴西里，即可盛盤享用。

*其他變化：將雞肉以去皮、無骨的火雞肉取代；或者也可以在起鍋前的最後10分鐘，額外加入227公克去殼、挑腸的小蝦，增添這道菜的鮮味。

肉類

墨西哥風味的燉菜和口味溫潤的烘肉捲，是兩道經典家常菜，特別適合在隆冬時節享用。

墨西哥燉菜

●材料（4人份）

橄欖油…2茶匙
洋蔥（切片）…1大顆
大蒜（切末）…2瓣
特瘦牛絞肉…225公克（依個人喜好決定用量）
青椒（切碎）…2顆
罐頭番茄…2杯
辣椒粉…少許
卡宴辣椒粉…½茶匙（依個人喜好決定用量）
鹽…½茶匙
羅勒…¼茶匙
水…2杯
紅腎豆…1罐（540毫升，瀝乾洗淨）
白腎豆…1罐（540毫升，瀝乾洗淨）

*你也可以另外準備一些番茄、新鮮巴西里、香菜和優格乳酪（後續將有詳細介紹）作為盤飾的佐料

●作法

❶將橄欖油倒入深底的煎鍋或燒鍋中，以中火加熱。放入洋蔥和大蒜，慢慢將它們炒香。

❷如果你有用牛絞肉，請在洋蔥開始變軟時，加入牛絞肉，將它拌炒至焦褐色澤，並將煸炒後逼出的油脂瀝掉；拌炒期間，若絞肉有結塊的現象，請以鍋鏟將它們拌開。

❸放入青椒、番茄、辣椒粉、鹽、羅勒和水，煮至沸騰；水滾後，火轉小，開蓋煨煮約45分鐘，讓整鍋燉菜的質地達到你所想要的狀態。

❹放入紅、白腎豆，以中小燉煮約5分鐘，當它們充分受熱時，即可盛盤。上菜前，可再以番茄、巴西里、香菜和優格乳酪作為盤飾。

優格乳酪

你還在尋找取代酸奶油的其他綠燈食材嗎？試試優格乳酪吧！只要用不含脂肪的原味優格，你就可以在家做出這道美味的佐料。首先你必須在架在碗上的篩網內，墊上一層粗紗布、廚房紙巾或是咖啡濾紙；舀幾杓優格到篩網上，接著以保鮮膜將篩網與碗一起密封，放入冰箱冷藏一夜。優格經過一夜的滴流後，隔天你就會得到自製的優格乳酪。

烘肉捲

●材料（6人份）

特瘦牛絞肉…680公克（脂肪含量低於10%）
番茄汁…1杯
傳統燕麥片…½杯
蛋（打散）…1顆
洋蔥（切碎）…½杯
伍斯特黑醋醬…1湯匙
鹽…½茶匙（依個人口味決定用量）
黑胡椒…¼茶匙

●作法

❶預熱烤箱到攝氏175度（華氏350度）。

❷取一只大碗，放入所有的食材，輕柔地將它們混合均勻。

❸將混合好的食材紮實地填入尺寸20×10公分的長條狀烤模中。

❹烘烤1小時左右，使肉捲的中心溫度達（攝氏70度）華氏160度（以料理用溫度計插入測量）。

❺熄火之後，先將肉捲靜置5分鐘左右，再將它多餘的湯汁瀝掉，並切片享用。

＊其他變化：即便是特瘦的牛絞肉也含有不少的油脂，比較好的替代方案是將它以等量的火雞胸肉或雞胸肉絞肉取代。若你選用火雞胸肉或是雞胸肉製作這道菜，烘烤時，肉捲的中心溫度需要達到攝氏75度（華氏170度），整條肉捲才算完全熟成。

肉丸義大利麵

回到家若能夠享用一份熱呼呼的家常菜是一件非常幸福的事，而這道菜正是許多人的最愛。有空時，你就可以先做一些肉丸，冷凍起來，方便日後料理使用。

●材料（4人份）

蛋：1顆
新鮮的全麥麵包粉：⅓杯
麥麩：¼杯
新鮮扁葉巴西里（切碎）：¼杯
大蒜（切末）：1瓣
鹽：¼茶匙
黑胡椒：¼茶匙
瘦火雞絞肉或雞絞肉：340公克
含蔬菜粒的低脂義大利麵醬：2杯
鷹嘴豆（熟的）：1杯
青椒（切丁）：½顆
全麥義大利麵條：170公克

●作法

❶預熱烤箱到攝氏175度（華氏350度）。

❷取一只大碗，放入蛋、麵包粉、麥麩、巴西里、大蒜、鹽和黑胡椒，將它們拌勻。接著，放入絞肉，以雙手輕柔地將食材和在一起，然後將混合的食材捏成2公分半大小的肉丸，放置在鋪有鋁箔紙的烤盤上，入烤箱烘烤約12分鐘，使肉丸表面不再呈現粉紅色。

❸裝一大鍋水，加鹽，煮滾。

❹另外取一只大燒鍋，放入義大利麵醬、鷹嘴豆和青椒，以中火拌炒均勻；再放入肉丸，小火煨煮15分鐘。

❺將義大利麵條丟進滾水中煮約10分鐘，使麵體軟而不爛，富有嚼勁；同時，將煨煮好的肉丸盛裝在小碗中。瀝乾義大利麵條，盛盤，淋上醬料，充分拌勻，即可搭配肉丸一起享用。

＊小訣竅：❶若你想要先多做一些肉丸起來，以備不時之需，你可以在肉丸徹底冷卻後，放入密封袋或密封罐冷凍保存，最久可放兩個月。❷你也可以自製義大利麵醬。首先將兩罐番茄罐頭（796毫升／罐）以及1顆（切碎）洋蔥、2瓣（切末）大蒜、1條（切碎）黃瓜、1顆（切碎）紅甜椒、2茶匙乾燥的奧勒岡、1茶匙的鹽和1茶匙的黑胡椒放入燒鍋，以中火加熱；水滾後，小火燉煮40分鐘左右，使醬汁濃稠，即成。冷藏可保鮮一週，冷凍則可存放一個月。

茄汁烤香豆佐黑森林火腿

這一道菜雖然富含纖維素，但是通常都會使用大量的砂糖和糖蜜調味，也因此它的熱量並不低。不過，在這裡所提供給你的食譜，不僅能夠讓你做出同樣美味順口的烤豆，還不含任何糖分，減低了原本對身體可能造成的負擔。

●材料（8人份）

乾的海軍豆或小白豆…2杯
水…8杯
切丁番茄…1罐（796毫升）
瘦黑森林火腿（切碎）…110公克
紫洋蔥（切碎）…1大顆
番茄糊…1罐（156毫升）
黑糖代糖…¼杯
法式第戎芥末醬…2湯匙
伍斯特黑醋醬…1湯匙
Tabasco酸辣醬…2茶匙
鹽…½茶匙
黑胡椒…½茶匙

●作法

❶洗淨豆子，放在一只裝滿水的鑄鐵鍋中浸泡一夜。隔天再將水倒掉，並洗淨豆子。

❷重新再於鑄鐵鍋中加入8杯水，將豆子與水一塊兒煮滾。水滾後，轉小火，蓋上鍋蓋，燜煮約90分鐘，期間需不時攪拌。當豆子完全煮軟時，將豆子撈起瀝乾，並將煮豆子的湯汁用其他的容器盛裝起來。

❸預熱烤箱到華氏300度。

❹倒一杯煮豆子的湯汁到鑄鐵鍋中，再放入豆子、番茄、火腿、洋蔥、番茄糊、黑糖代糖、芥末醬、伍斯特黑醋醬、Tabasco醬、鹽和胡椒，將所

有食材攪拌均勻，即可蓋上鍋蓋，送入烤箱烘烤兩個半小時，期間需不時翻攪，使鍋中湯汁變得濃稠；若沒有蓋鍋蓋，則只需烘烤一小時左右。

＊快煮版本：洗淨豆子，放入鑄鐵鍋，注入淹過豆子的水量，煮至沸騰；水滾後，再滾2分鐘，然後蓋上鍋蓋，熄火，靜置燜泡一小時。之後，便可瀝乾水分，接續食譜後續的步驟。

＊慢燉版本：煮熟231豆子後，你也可以不用烤箱，以慢燉鍋將豆子與其他食材一起細細燉煮，使豆子飽滿柔軟。小火約8～10小時，大火則是4～6小時。

香辣牛肉醬口袋餅

這一道菜很適合用來做為午餐或是週末的晚餐；冬天時，它熱辣的滋味也可以讓你的身子比較暖和。請搭配蔬菜和鷹嘴豆泥一起享用，風味會更加爽口。

●材料（4到6人份）

特瘦牛絞肉…450公克
洋蔥（切碎）…1顆
大蒜（切末）…4瓣
青椒（切碎）…1顆
墨西哥辣椒（切末）…½根
紅腎豆…1罐（540毫升，瀝乾洗淨）
切丁番茄…1罐（796毫升）
傳統燕麥片…¼杯
辣椒粉…1湯匙
伍斯特黑醋醬…2茶匙
半圓的全麥口袋餅…4片
蘿蔓生菜或美生菜（切碎）…2杯
番茄（切碎）…2顆

●作法

❶取一只不沾鍋的深底大炒鍋或是大鑄鐵鍋，放入牛絞肉，以中大火拌炒約8分鐘，使絞肉呈現焦褐色澤。接著，加入洋蔥、大蒜、青椒和墨西哥辣椒，拌炒約5分鐘。最後加入豆子、番茄、燕麥片、辣椒粉和伍斯特黑醋醬，煮至沸騰；沸騰後，轉小火，煨煮約25分鐘，使湯汁濃稠，期間需不時攪拌。

❷挖一杓煮好的香辣牛肉醬填入口袋餅，再塞入番茄和生菜，即可享用。

＊輕食版本：將牛肉以火雞肉或雞肉絞肉取代。
＊素食版本：將牛肉以其他形式的素絞肉取代。
＊燉菜版本：只需要將煨煮時間縮短到15分鐘，即可將它以比較濕潤的墨西哥燉菜形式呈現。

沙朗牛排佐義大利麵

乍看之下你會覺得搭配義大利麵的牛排套餐，很老派、熱量很高，但是我們提供給你的食譜，有別以往。我們將牛排以辛香的醬料醃漬、烘烤後（切片），擺放在義大利寬板麵上，而義大利麵也是以新鮮熬煮的番茄醬汁調味。整道菜清爽可口、香氣濃郁，牛排與義大利麵的分量搭配得恰到好處。

●材料（4人份）

沙朗牛排：1塊（450公克）
法式第戎芥末醬：2湯匙
乾燥的義大利香料：2茶匙
黑胡椒：½茶匙
鹽：適量
特級初榨橄欖油：1茶匙
珠蔥（切薄片）：2顆
大蒜（切末）：2瓣
乾燥的奧勒岡：1茶匙
乾燥的羅勒：½茶匙
番茄（切碎）：3顆
紅甜椒（切薄片）：1顆
橙甜椒（切薄片）：1顆
牛肉高湯（低脂低鈉）：½杯
雪豆（摘除梗蒂）：1杯
全麥義大利寬板麵或細扁麵：170公克

●作法

❶預熱戶外烤肉架或煎鍋，事先將牛排上多餘的油脂去除。
❷取一只小碗，放入芥末醬、義大利香料和黑胡椒，攪拌均勻，然後平均地塗抹在牛排上。將抹好醬料的牛排放到抹油的烤肉架上，以中大火燒烤約8分鐘，期間翻一次面，當牛排三分熟時，即可盛盤，以蓋子蓋上，保持牛排的溫度。
❸裝一大鍋水，加鹽，煮滾。
❹將橄欖油放入不沾鍋的煎鍋中，以中大火加熱。

加入珠蔥、大蒜、奧勒岡和羅勒，拌炒約5分鐘，使珠蔥呈現金黃色澤。放入番茄、甜椒和高湯，煮至沸騰；煮滾後，轉小火，煨煮約5分鐘，使番茄化在湯裡。加入雪豆，拌煮約3分鐘，使雪豆呈翠綠色澤後，熄火，再拌入¼茶匙的鹽。

❺將義大利寬板麵丟進滾水中煮約10分鐘，使麵體軟而不爛，富有嚼勁。瀝乾義大利麵的水分，放回鍋中，拌入醬料；攪拌均勻後，以一只大盤盛裝。最後再放上切成薄片的牛排，點綴整道菜，即可立即享用。

經典肉醬千層麵

傳統的千層麵少不了以乳酪增添滑順的口感，但是它同時也增加了許多的熱量。因此，這一份食譜將教你如何以符合綠燈原則的白醬，做出風味一樣濃郁的輕食千層麵。

● **材料**（8人份）

特瘦牛絞肉或小牛肉絞肉…450公克
洋蔥（切碎）…1顆
大蒜（切末）…4瓣
蘑菇（切片）…227公克
黃瓜（去蒂頭，切碎）…2根
紅甜椒（切碎）…1顆
青椒（切碎）…1顆
乾燥的奧勒岡…1湯匙
紅椒片…½茶匙
牛高湯（低脂低鈉）…½杯
番茄（搗成泥）…2罐（796毫升／罐）
鹽…¼茶匙
黑胡椒…¼茶匙
全麥千層麵麵皮…12片

白醬

芥花油…¼杯
全麥麵粉…½杯
溫的脫脂牛奶…4杯
帕瑪森乳酪粉…2湯匙

鹽：¼茶匙
黑胡椒：¼茶匙
肉豆蔻粉：少許

●作法

❶取一只不沾鍋的深底煎鍋，放入牛絞肉、洋蔥和大蒜，以中火拌炒約8分鐘，使食材呈焦褐色澤。加入蘑菇、黃瓜、甜椒、青椒、奧勒岡和紅椒片，拌炒約10分鐘，使洋蔥變軟。此時，加入高湯，煮至沸騰；待鍋中所有的液體揮發後，再加入番茄泥、鹽和胡椒，讓鍋中食材再次沸騰。沸騰之時，將火轉小，煨煮30分鐘左右，使湯汁變得濃稠。

❷裝一大鍋水，加鹽，煮滾。

❸**製作白醬**：將芥花油倒入燒鍋中，以中大火加熱。加入麵粉拌炒約1分鐘，再一邊攪拌，一邊緩緩地倒入牛奶，讓兩者充分融合。細細拌煮約5分鐘，待醬汁變得濃稠時，即可加入帕瑪森乳酪、鹽、黑胡椒和肉豆蔻粉，拌勻，熄火。

❹將千層麵麵皮丟進滾水中煮約10分鐘，使麵體軟而不爛，富有嚼勁。瀝乾千層麵的水分，並以冷水沖洗幫助降溫，然後將它們平攤在濕毛巾上，備用。

❺預熱烤箱到攝氏177度（華氏350度）。

❻取一只23×33公分的玻璃烤盤，舀1杯半的肉醬鋪於盤底，肉醬上則覆上三片千層麵麵皮，然後再於麵皮上鋪上約1杯的肉醬，淋上¼的白醬。之後便依照同樣的順序不斷堆疊：千層麵麵皮、肉醬、白醬。最上面一層則為白醬。將玻璃烤盤覆上鋁箔紙，放上烤盤，烘烤約45分鐘；接著，掀開鋁箔紙，烘烤約15分鐘，當千層麵表皮開始冒泡泡時，即可熄火。最後靜置放涼10分鐘後，便可上菜。

點心

高纖梨子馬芬蛋糕

這些馬芬蛋糕的體積都不小，而且飽含纖維

素。經過烘烤後，馬芬蛋糕的麵糊不但會發起來，蛋糕體的頂部還會凸出烤模，所以你在倒入麵糊前，一定要將整個烤模都徹底地刷上一層油脂。這款馬芬蛋糕所添加的新鮮梨子果丁，則具有維持蛋糕體濕潤口感的效果。

●材料（12顆馬芬蛋糕）

全麥麩穀片：1杯
麥麩：1杯
原味低脂優格：1又½杯
全麥麵粉：2杯
黑糖代糖：½杯
泡打粉：1湯匙
小蘇打粉：2茶匙
鹽：14茶匙
脫脂牛奶：½杯
芥花油：¼杯
蛋：1顆
香草精：2茶匙
梨子（去核，切丁）：2顆

●作法

❶預熱烤箱到攝氏190度（華氏375度）。

❷取一只碗，放入全麥麩穀片和麥麩，再拌入優格，攪拌均勻後，靜置10分鐘。

❸取另一只碗，放入麵粉、黑糖代糖、泡打粉、小蘇打粉和鹽，攪拌均勻。

❹將牛奶、油、蛋和香草精加入❷的麥麩糊中，攪拌均勻；接著再將❸的麵粉乾料倒入，拌勻，最後才拌入梨子。

❺取12只抹油的馬芬蛋糕烤模，或是紙模，將麵糊平均倒入。入烤箱烘烤約25分鐘，當蛋糕體表面呈金黃色澤，且觸感堅實時，即可熄火。先讓蛋糕於烤箱中靜置冷卻5分鐘，然後再將它們從烤模中移出，充分冷卻。

*果乾版本：以1杯的蔓越莓乾、葡萄乾、藍莓乾或是杏桃丁來取代梨子。

*藍莓版本：以2杯新鮮的藍莓取代梨子。

*保存方法：將每一顆馬芬蛋糕個別的以保鮮膜包起來，放到保鮮盒，冷凍保存，最多可以存放一個月；室溫下，則可以保存三天。

麥香蘋果馬芬蛋糕

幾年前當我正在努力甩肉時，我的太太露絲研發了這道食譜。那時候我們都會一次做很多，然後冷凍起來。這樣一來，當我想要來份點心的時候，只需要將它微波加熱一下，就可以輕鬆地享用一份美味又符合綠燈原則的點心了。

●材料（12顆馬芬蛋糕）

噴霧式植物油：1罐 ¾杯
全麥麩穀片或麩皮穀片
脫脂牛奶：1杯
全麥麵粉：⅔杯
代糖：⅓杯
泡打粉：2茶匙
小蘇打粉：½茶匙
鹽：¼茶匙
多香果粉：1茶匙
丁香：½茶匙
燕麥麩：1又½杯
葡萄乾：¾杯
蘋果（去皮）：1大顆（切成邊長為0.5公分的方塊）
雞蛋（打散）：1顆（選富含omega-3）
植物油：2茶匙
蘋果醬（無糖）：½杯

●作法

❶預熱烤箱到攝氏177度（華氏350度）。在金屬製的12連馬芬蛋糕烤模上，噴上一層油。

❷取一只碗，放入穀片和脫脂牛奶，混勻，靜置幾分鐘。

❸在一個大碗中，先放入麵粉、代糖、泡打粉、小蘇打粉、鹽、多香果和丁香，拌勻；再拌入燕麥麩、葡萄乾和蘋果。

❹另外取一只小碗，將蛋、油和蘋果醬混勻，然後將這碗蛋液，以及❷的穀片糊，一起拌入❸的乾料中。

❺將混合好的麵糊舀入先前準備好的烤模中，放入烤箱烘烤約20分鐘，當表皮略帶焦褐色時，即可熄火。

手工格蘭諾拉燕麥棒

這些燕麥棒不僅相當有飽足感，同時也為你補給了滿滿的營養。

●材料（16條燕麥棒）

全麥麵粉：1又⅓杯
代糖：⅓杯
泡打粉：2茶匙
全麥麩穀片：¼杯
肉桂粉：1茶匙
多香果粉：1茶匙
薑粉：½茶匙
鹽：½茶匙
傳統燕麥片：1又½杯
杏桃乾（切末）：1杯
葵花籽（去殼）：½杯
蘋果醬（無糖）：¾杯
蘋果汁（無糖）：½杯
雞蛋：3顆（富含omega-3）
植物油：2茶匙

●作法

❶預熱烤箱到攝氏204度（華氏400度）。取一只20×30公分的平淺烤盤，鋪上一層烤盤紙。
❷取一只大碗，放入麵粉、代糖、泡打粉、穀片、肉桂粉、多香果粉、薑粉和鹽。混勻後，拌入燕麥片、杏桃末和葵花籽。
❸另外取一只碗，放入蘋果醬、蘋果汁蛋和油，混勻；然後將它拌入❷的乾料中。混勻麵糊後，即可倒入先前準備好的烤模中，並且均勻地推開。
❹入烤箱烘烤15～20分鐘，當表皮略呈焦褐色時，便可熄火，放涼後再切為16等份。

燕麥餅

這些蘇格蘭小點擁有悠久的歷史；其實傳統的燕麥餅是不加糖的，但是過了一段時日後，市面上開始出現了含糖的燕麥餅，而且它的滋味廣受大眾喜愛。當你在製作這道小點心時，也可以試著不要加入代糖，看看哪一個味道比較合你的胃口。

●材料（16塊燕麥餅）

傳統燕麥片：2杯
全麥麵粉：1杯
麥麩：½杯
代糖：⅓杯
鹽：½茶匙
非氫化軟質人造奶油：½杯
蛋（打散）：1顆
水：3湯匙

●作法

❶取一只大碗，放入燕麥片、麵粉、麥麩、代糖和鹽，混勻。以木杓拌入人造奶油，使碗內的食材成塊狀結合在一起，再加入蛋和水，拌成麵糰。

❷預熱烤箱到攝氏177度（華氏350度）。將麵團分為16等份，讓它們以0.5公分厚的圓片狀，排列在鋪有烤盤紙的烤盤上。入烤箱烘烤15分鐘，然後翻面，再烘烤約10分鐘，烤到表皮金黃、質地堅實，就可以出爐了。

藍莓燕麥棒

這個由早餐燕麥粥衍伸出來的藍莓燕麥棒，纖維素含量比一般市面上販售的麥穀棒高許多，熱量也低了不少。你可以利用週末的時間烤製，一次做好一整週的點心。

●材料（24條燕麥棒）

冷凍藍莓：2又½杯
水：¼杯
代糖：2湯匙
檸檬皮（磨碎）：½茶匙
新鮮的檸檬汁：2茶匙
玉米澱粉：1湯匙
傳統燕麥片：1杯
全麥麵粉：¾杯
麥麩：¾杯
黑糖代糖：½杯
小蘇打粉：¼茶匙
非氫化軟質人造奶油：½杯
蛋液：3湯匙

●作法

❶取一只燒鍋，放入藍莓、水、代糖、檸檬皮、檸檬汁和玉米澱粉，以中火加熱，拌煮約2分鐘，讓鍋中食材沸騰；當鍋中液體變得濃稠，且開始起泡時，即可熄火放涼。

❷預熱烤箱到攝氏177度（華氏350度）。

❸取一只碗，放入燕麥片、麵粉、麥麩、黑糖代糖和小蘇打粉，混勻。以木杓拌入人造奶油，使碗中食材呈塊狀結合在一起。加入蛋液，將塊狀的食材攪打至濕潤。混好的燕麥糊，先保留¾杯的量，剩餘的麵團則全部倒入鋪有烤盤紙的20公分見方烤模中，抹勻壓實，再鋪上一層藍莓，最後抹上先前保留的¾杯燕麥糊。

❹入烤箱烘烤約30分鐘，使表皮金黃，烤盤邊緣也有冒泡的藍莓內餡溢出，即可熄火。待完全放涼後，便可裁切成24條燕麥棒。

＊保存：裝在保鮮盒中，冷藏最多可保存5天，冷凍可以長達2週。

甜點

燕麥小西餅

將這些軟餅乾搭配一杯牛奶，就成了一份老少咸宜的下午小點。也很適合作為帶便當時的甜點，不論大人或小孩都很喜歡這個樸實的滋味。

●材料（28片餅乾）

傳統燕麥片…2杯
全麥麵粉…¾杯
麥麩…½杯
小蘇打粉…½茶匙
肉桂粉…½茶匙
鹽…少許
黑糖代糖…1杯
非氫化軟質人造奶油…½杯
蛋液…¼杯
水…¼杯
香草精…2茶匙

黑醋栗乾：½杯（依個人口味決定用量）

● 作法

❶預熱烤箱到攝氏190度（華氏375度）。

❷取一只大碗，放入燕麥片、麵粉、麥麩、小蘇打粉、肉桂和鹽，拌勻備用。

❸取另一只大碗，放入黑糖代糖、人造奶油、蛋液、水和香草精，將所有食材攪打至光滑細緻，即可將❷的混料拌入這碗蛋糊。直到碗中的食材混勻後，再拌入黑醋栗乾。

❹準備一個鋪有烤盤紙的烤盤，將麵糊以湯匙滴流在烤盤紙上，均勻地分成28個扁平的圓型麵糊。入烤箱烘烤約8分鐘，使麵糊成型、底部金黃，即可放涼享用。

*保存：裝在保鮮盒中最多可保存3天，冷凍則可以長達一個月。

香濃花生燕麥棒

這一道脆中帶軟的格蘭諾拉式燕麥棒，肯定會成為你們家的熱門小點心。

● 材料（12條燕麥棒）

傳統燕麥片：1又½杯
無鹽碎花生：¼杯（依個人喜好決定用量）
麥麩：½杯
全麥麵粉：⅓杯
小蘇打粉：½茶匙
泡打粉：½茶匙
鹽：少許
肉桂粉：少許
蛋液：⅔杯
香滑花生醬（純天然，不加糖）：½杯
黑糖代糖：¼杯
香草精：2茶匙

● 作法

❶預熱烤箱到攝氏190度（華氏375度）。

❷取一只大碗，放入燕麥片、花生碎粒、麥麩、麵粉、小蘇打粉、泡打粉、鹽和肉桂粉，拌勻之後備用。

❸取另一只碗，放入蛋液、花生醬、黑糖代糖和香草精，攪打均勻；拌入❷的乾料。準備一只鋪有

烤盤紙的20x20公分烤盤，倒入混合好的燕麥糊。雙手打濕，將烤盤內的燕麥糊均勻壓平。入烤箱烘烤約12分鐘，當烤盤中的燕麥糊成型、觸感堅實時，即可熄火。放涼後，便可以裁切成12條燕麥棒。

巧克力圓餅乾

這些濕潤的餅乾很適合浸泡在牛奶中享用，雖然看到食譜時，你會覺得將豆子加入餅乾很怪，但是這些豆子會賦予餅乾柔軟的口感，並且提升餅乾的纖維素含量。

●材料（24塊餅乾）

白腎豆（煮熟）：½杯
麥麩：1湯匙
脫脂牛奶：¼杯又2湯匙
非氫化軟質人造奶油：⅓杯
全麥麵粉：¾杯
代糖：½杯
無糖可可粉：⅓杯
蛋：1顆
香草精：2茶匙
小蘇打粉：½茶匙

●作法

❶預熱烤箱到攝氏190度（華氏375度）。
❷將白腎豆、麥麩和2湯匙的脫脂牛奶放入食物調理機，攪打成細緻的泥狀，備用。
❸取一只大碗，放入人造奶油、麵粉、代糖、❷的豆泥、可可粉、剩下的脫脂牛奶、蛋、香草精和小蘇打粉，攪拌均勻。
❹準備一只鋪有烤盤紙的烤盤，將麵糊以湯匙滴流在烤盤紙上，均勻地分成24個圓型麵糊。入烤箱烘烤約10分鐘，使麵糊成型、觸感堅實，即可放涼享用。

巧克力杏仁餅乾

這種餅乾的製法和長條狀的義大利脆餅有異曲同工之妙，它們都需要經過兩段式烘烤。大人和小孩都很喜歡它的滋味，是一道老少咸宜的美味甜品。如果你喜歡，也可以另外加一些蔓越莓乾或是葡萄乾增添它視覺上的豐富性，並且讓它的風味更具有層次感。

●材料（24塊餅乾）

非氫化軟質人造奶油：¼杯
代糖：½杯
蛋液：½杯
香草精：4茶匙
杏仁精：¼茶匙（依個人口味決定用量）
無糖可可粉：½杯
麥麩：½杯
小麥胚芽：¼杯
全麥麵粉：½杯
泡打粉2茶匙
鹽：少許
條狀杏仁粒：½杯

●作法

❶預熱烤箱到攝氏177度（華氏350度）。

❷取一只大碗，放入人造奶油和代糖，將兩者拌至均勻地融合在一起。加入蛋液、香草精和杏仁精，拌勻。加入可可粉、麥麩、小麥胚芽、一半的麵粉、泡打粉和鹽，攪打均勻。最後拌入剩下的麵粉，並加入杏仁，以雙手輕柔地將它混入麵糰中。

❸將麵團分為兩半，分別整型為兩條25公分長的長方柱，然後置於鋪有烤盤紙的烤盤上，面積大的那一面平貼烤盤。

❹烘烤約20分鐘，當麵團觸感堅實時，即可熄火放涼15分鐘。

❺將烤箱的溫度降到攝氏150度（華氏300度）。以刀子將稍微放涼的兩條麵團斜切成一公分厚的片狀，平鋪在烤盤上，烘烤約15分鐘，使餅乾酥脆，期間需要翻一次面。放涼後即可享用。

＊保存：放在夾鏈袋或是保鮮盒中，室溫可以保存五天，冷凍則可以長達一個月。

水果優格百匯

百匯（parfait）這類的料理不僅是美味的為甜

品，也可以作為營養的早餐和點心。你可以隨意地混入當季的新鮮水果，如藍莓、草莓和蘋果等都是很好的選擇。

●**材料**（6人份）

傳統燕麥片：2杯
小麥胚芽：½杯
麥麩：⅓杯
條狀杏仁碎片：¼杯
無鹽葵花籽（去殼）：¼杯
代糖：2湯匙
芥花油：1湯匙
水：1湯匙
橙皮（磨碎）：2茶匙
香草精：1茶匙
鹽：少許
葡萄乾或蔓越莓乾：½杯
無脂代糖的水果優格：1桶（750公克）
新鮮水果丁或藍莓：2杯

●**作法**

❶預熱烤箱到攝氏177度（華氏350度）。

❷取一只大碗，放入燕麥片、小麥胚芽、麥麩、杏仁碎片和葵花籽，混勻。

❸取一只小碗，放入代糖、油、水、橙皮、香草精和鹽，攪拌均勻。將拌勻的糖液倒入❷的燕麥乾料中，讓所有食材均勻的融合在一塊兒。準備一只鋪有烤盤紙的大烤盤，將混勻的食材平鋪在烤盤上，入烤箱烘烤約30分鐘，期間需攪拌一次。當盤內食材的表面呈現金黃褐色時，即可熄火放涼。徹底冷卻後，再拌入葡萄乾。

❹準備一只盛盤用的玻璃碗，取1杯的優格鋪於碗底，然後再鋪上一半烤好的格蘭諾拉燕麥片；重複一次相同的動作。最後將剩下的優格全部淋上，撒上水果，即可享用。

＊保存：封上保鮮膜，可以冷藏保存2天。不過隨著擺放的時間拉長，格蘭諾拉燕麥片的口感也會變軟。

＊保存格諾諾拉麥片的方法：放在夾鏈袋或是保鮮盒中，室溫可以保存3天。

＊優格乳酪版本：你可以用優格乳酪取代優格。

水果輕乳酪蛋糕

乳酪蛋糕最精華的部分就是蛋糕體濃郁的內餡，所以我們的食譜捨去了乳酪蛋糕的餅乾底，將主軸放在蛋糕體本身。蛋糕上的佐料，你則可以隨意地變換成當季盛產的水果。

●材料（8人份）

含1%乳脂的茅屋起司：1桶（500公克）
低脂軟質奶油乳酪：1包（250公克）
低脂代糖水果優格：1杯
代糖：¾杯
玉米澱粉：¼杯
蛋白：2顆
香草精：1湯匙
鹽：少許

水果佐料

新鮮覆盆莓、藍莓或切片草莓：4杯
新鮮檸檬汁：2茶匙

●作法

❶預熱烤箱到攝氏162度（華氏325度）。

❷用食物調理機或是攪拌器將茅屋起司攪打成細緻的泥狀。加入奶油乳酪，讓它和茅屋起司滑順地融合在一起。最後加入優格、代糖、玉米澱粉、蛋白、香草精和鹽，讓它們和乳酪泥均勻地混合為光滑的麵糊。

❸準備一只內襯烤盤紙的20或23公分圓形脫底烤模，刷上一層油脂後將麵糊倒入。以鋁箔紙包覆烤模的底部和側面後，將它置於另一只大烤盤上，並在大烤盤中注入熱水，讓水位到達脫底烤模側面的一半高度。

❹入烤箱烘烤約40分鐘。當輕拍烤模時，蛋糕體的中心呈現輕微晃動的狀況，即可熄火。不要馬上將蛋糕從烤箱取出，先以小刀繞著烤模內側劃一圈，然後讓它靜置在熄火的烤箱中冷卻30分鐘左右。之後，再將蛋糕取出烤箱，放涼至室溫，即可封上保鮮膜，放入冰箱冰鎮2小時。

❺**製作水果佐料**：取一只大碗，放入覆盆莓、檸檬汁和少許增添風味的代糖，拌勻。將乳酪蛋糕切成八等份，淋上做好的水果佐料，即可享用。

＊保存：將乳酪蛋糕蓋上蓋子，放入冰箱冷藏，最多可放3天。

香烤杏仁梨子盅

以這道裹滿杏仁碎粒的清甜梨子盅，作為晚宴的甜品，將為整個宴席劃上一個優雅的句點。當柔軟多汁的梨肉，碰上香脆可口的杏仁，它們衝突的口感再搭配上優格乳酪，將巧妙地帶出了這道菜的好滋味。

●材料（4人份）

原味低脂優格：1杯
代糖：4湯匙
橙皮（磨碎）：½茶匙（依個人口味決定用量）
杏仁片：¾杯
小麥胚芽：2湯匙
成熟的西洋梨（去核）：4顆
蛋液：2湯匙
梨漿或梨汁：½杯

●作法

❶**製作優格乳酪醬**：準備一個襯有紙巾或咖啡濾紙的篩網，將優格放在篩網中，並把篩網架在一只空碗上方。以保鮮膜將篩網和碗密封起來，放入冰箱冷藏至少一小時，最長則不超過四小時。丟棄濾出的液體，並將篩網上的優格乳酪移至另一只碗中；加入2湯匙的代糖和橙皮，混勻。封上保鮮膜，冷藏備用。

❷預熱烤箱到攝氏205度（華氏400度）。

❸以雙手稍微將杏仁片壓碎，然後取一只淺盤，倒入壓碎的杏仁片、小麥胚芽和剩下的代糖，攪拌均勻。

❹將❸的杏仁混料鬆鬆地填入去核的梨子，接著在每一顆梨子的表面刷上一層薄薄的蛋液，然後再將梨子放在裝有杏仁混料的淺盤中，以滾動的方式壓裹上杏仁混料，裹好外衣的梨子，即可直立的放在20公分見方的烤盤上。將梨漿均勻地倒入烤盤，撒上所有剩下的杏仁混料；稍微以鋁箔紙覆蓋烤盤，即可入烤箱烘烤約三十分鐘。當刀子可以輕易地滑入梨身時，移除鋁箔，再烘烤約十分鐘，使梨子盅的表皮金黃，湯汁濃稠。熄火後，稍微放涼，便可盛盤，搭配優格乳酪和一些烤盤中的湯汁享用。

水果帕芙洛娃

帕芙洛娃（pavlova）是一種搭配鮮奶油和水果的蛋白霜蛋糕。這份食譜我們將原本的鮮奶油以豆腐和優格乳酪取代，美味極了！

●材料（8到10人份）

蛋白：8顆
酒石：½茶匙
鹽：少許
代糖：¾杯
玉米澱粉：2湯匙
香草精2茶匙

水果餡料

嫩豆腐（瀝乾）：1盒（300公克）
優格乳酪：1杯
代糖：¼杯
橙皮（磨碎）：½茶匙
什錦水果：4杯（如新鮮的莓果、柳橙片或水蜜桃丁）
新鮮薄荷末：2湯匙

●作法

❶預熱烤箱到攝氏135度（華氏275度）。

❷取一只大碗，放入蛋白，以電動攪拌器打至起泡。加入酒石和鹽，將蛋白打至濕性發泡；達到濕性發泡時，再慢慢的加入代糖，將蛋白攪打至硬性發泡。最後再加入玉米澱粉和香草精，攪打均勻。

❸準備一只鋪有烤盤紙的烤盤，倒入混勻的蛋白霜，將它整型為20公分的圓形。整型好的蛋白霜，中心處的高度要略低於四周，形成一個凹槽。入烤箱烘烤約40分鐘，當蛋白霜表面略帶金黃色澤，即可熄火。在烤箱靜置一小時後，便可以移至大盤擺盤。

❹**製作水果餡料**：取一只大碗，放入豆腐、優格乳酪、代糖和橙皮，拌勻。將拌勻的水果餡料填入蛋白霜蛋糕中心的凹槽，並點綴於蛋糕體表面。享用前再撒上薄荷末，即成。

＊保存：帕芙洛娃的蛋白霜體烤好後，最多只能放四小時；填上水果餡料後，更要在一小時內食用。

極凍藍莓小點

這款香氣撲鼻、滋味清爽的優格小點心，嚐起來的味道就跟藍莓雪糕一樣。如果你有冰淇淋機，你也可以用它來製作這道甜品。

●材料（3杯）

水：½杯
代糖：½杯
新鮮藍莓：3杯
原味低脂優格：1杯

●作法

❶取一只燒鍋，放入水和代糖，以中火煮滾。沸騰後，熄火，讓它徹底冷卻。

❷以食物調理機或攪拌器將藍莓打成泥，再加入優格拌勻，最後倒入放涼的糖水，將所有的食材攪打均勻。食材混勻後，倒入20或23公分的金屬平底鍋，冷凍約兩小時，使它完全結凍。當它們凍結時，即可迅速地將它們切成塊狀，分批放入食物調理機，攪打成細緻的泥狀，然後倒入保鮮盒冷凍成固體。

❸享用時，請先在15分鐘前，先從冷凍移至冷藏，讓它稍微軟化。

*保存：放在保鮮盒，最多可以冷凍保存一週。

〈低GI飲食一週食譜示範〉

星期一

早餐	燕麥粥（第131頁） 茶或去咖啡因咖啡
點心❶	麥香蘋果馬芬蛋糕（第172頁） 1杯脫脂牛奶
午餐	法式尼斯沙拉（第143頁） 1片全麥麵包
點心❷	含1%的茅屋起司搭配幾片柳橙和少許杏仁
晚餐	經典肉醬千層麵（第169-170頁） 田園沙拉 極凍藍莓小點（第183頁）
點心❸	手工格蘭諾拉燕麥棒（第173頁） 1杯脫脂牛奶

星期二

早餐	自製什錦纖果燕麥片（第131-132頁） 柳橙 茶或去咖啡因咖啡
點心❶	1片巧克力杏仁餅乾（第177-178頁） 幾片梨子 1杯脫脂牛奶
午餐	白花椰菜鷹嘴豆濃湯（第138頁） 1片全麥麵包搭配100克火雞雞胸肉、芥末醬、黃瓜、番茄和萵苣
點心❷	低脂乳酪搭配芹菜、胡蘿蔔和小番茄
晚餐	紐澳良番茄雞肉燉飯（第162-163頁） 印度香米 田園沙拉 莓果和無脂優格
點心❸	2片燕麥小西餅（第175-176頁） 1杯脫脂牛奶

星期三

早餐	自製什錦纖果燕麥片（第131-132頁） 茶或去咖啡因咖啡
點心❶	低脂乳酪搭配葡萄 2片高纖脆餅 1杯脫脂牛奶
午餐	華爾道夫雞丁米沙拉（第141頁） 葡萄
點心❷	手工格蘭諾拉燕麥棒（第173頁） 1杯脫脂牛奶
晚餐	香辣牛肉醬口袋餅（第167頁） 鷹嘴豆泥佐黃瓜、綠花椰菜和甜椒絲 水果和無脂優格
點心❸	1片巧克力杏仁餅乾（第177-178頁） 1杯脫脂牛奶

星期四

早餐	燕麥粥（第131頁） 茶或去咖啡因咖啡
點心❶	高纖梨子馬芬蛋糕（第171頁） 1杯脫脂牛奶
午餐	鮮蝦凱薩沙拉（第145-146頁） 原汁水蜜桃罐頭
點心❷	低脂乳酪搭配2片瓦莎高纖脆餅
晚餐	雞肉炒時蔬（第157頁） 印度香米 水果優格百匯（第179頁）
點心❸	1條藍莓燕麥棒（第174-175頁） 1杯脫脂牛奶

星期五

早餐	自製什錦纖果燕麥片（第131-132頁） 柳橙 茶或去咖啡因咖啡
點心❶	1片巧克力杏仁餅乾（第177-178頁） 幾片蘋果 1杯脫脂牛奶
午餐	彩豆沙拉（第160頁） 葡萄
點心❷	含1%脂肪的茅屋起司佐水果和杏仁
晚餐	香煎白肉魚佐柑橘莎莎醬（第156-157頁） 水煮的新鮮小顆馬鈴薯 四季豆 田園沙拉 ½杯低脂無糖冰淇淋
點心❸	高纖梨子馬芬蛋糕（第171頁） 1杯脫脂牛奶

星期六

早餐	墨西哥歐姆蛋（第132頁） 幾片葡萄柚 茶或去咖啡因咖啡
點心❶	無脂水果優格佐麩皮穀片
午餐	開面雞肉魯賓三明治（第159頁） 小份的田園沙拉 1杯脫脂牛奶
點心❷	1條藍莓燕麥棒（第174-175頁） 1杯脫脂牛奶
晚餐	沙朗牛排佐義大利麵（第168-169頁） 田園沙拉 水果帕芙洛娃（第182頁）
點心❸	2片燕麥小西餅（第175-176頁） 1杯脫脂牛奶

星期日

早餐	青蛋佐火腿（第136-137頁） 茶或去咖啡因咖啡
點心❶	低脂乳酪搭配2片瓦莎高纖脆餅
午餐	豆香洋蔥披薩（第148-149頁） 小份的田園沙拉 梨子 1杯脫脂牛奶
點心❷	鷹嘴豆泥佐黃瓜和小胡蘿蔔
晚餐	鮮蔬火雞肉捲（第161頁） 水煮的新鮮小顆馬鈴薯 綠花椰菜 田園沙拉 香烤杏仁梨子盅（第187頁）
點心❸	手工格蘭諾拉燕麥棒（第173頁） 1杯脫脂牛奶

*在《GI飲食食譜》一書中，你可以找到更多美味的食譜。

第十章　外出用餐時的低GI飲食選擇技巧

減重時，在家以外的地點用餐也是你要面臨的一大挑戰。因為外食無法跟在家裡開伙一樣，充分地掌握食材的種類和烹調的方式。不過，如果按照本章中的選擇技巧，只要肯多花一點心思，外食的時候仍然可以符合綠燈原則。

通常上館子用餐都是為了與家人、朋友或是同事聚會，你不會想要因為自己對飲食的顧忌掃了大家用餐的興致。聚餐時，同行的親友可能還會慫恿你「及時行樂」，這四個字往往意味著你將做出錯誤的飲食選擇、喝下過量的飲品和放縱地大嗑甜點。想要避免這類情況的發生，最好的因應之道就是先坦白地告訴他們「為了改善健康狀況，我正在減重」，以獲取支持。

吃速食的低GI點餐原則

大多數主流的速食餐廳都在菜單中加入了低脂和低熱量的品項。然而，你仍然要注意這類產品的鈉含量（鹽），因為業者往往會藉由增加含鈉調味品的用量，來彌補該產品因油脂減少所流失的風味。請記住，鹽分會讓水分滯留在你的體內，這對正在減重和力求血壓平穩的你來說，絕對不是一件好事。倘若不確定食物中的含鈉量多寡，你可以向餐廳的服務員索取產品的營養資訊表，大部分的連鎖性餐廳都會提供這方面的資料。

❶吃漢堡或三明治時，永遠選擇開面的品項；若沒有這類品項，則不要吃上層的麵包。

❷享用沙拉時，使用沙拉淋醬不要超過三分之一。因為店家所提供的淋醬分量往往比你所需要的用量多出許多，這些淋醬會為你的餐點增加不必要的熱量和鈉含量。請選用輕食版的淋醬或是油醋醬，並避免使用濃稠滑順的淋醬。

以下針對幾家大型速食連鎖店列出更多詳細的點餐細節，幫助你做出最佳的飲食選擇。

Subway

這家速食連鎖餐廳是引領速食界打出低脂、低熱量餐點的始祖。最佳的選擇是六吋「少於六公克低脂」系列潛艇堡，食用這系列潛艇堡時，請選用全麥麵包或是蜂蜜燕麥麵包。另外，避免額外添加含有高脂肪和高熱量的乳酪、培根和美乃滋等佐料以及高糖醬料。

麥當勞

選擇漢堡類的主餐時，請參考前述的「速食基本原則」，要求特製不加醬的漢堡，以及不吃上層的麵包；副餐搭配低脂淋醬的麥當勞四季沙拉是很好的選擇，飲料則以無糖為優先選擇（冰、熱咖啡、熱紅茶、綠茶、健怡可樂），也可以再點一份水果片。

漢堡王

漢堡王的火烤嫩雞田園沙拉，或是雞肉三明治搭配鮮蔬沙拉，是你最好的選擇。當你選擇任何漢堡類的主食，請別忘了前面提過的兩大原則：不加醬和不吃上層麵包。

必勝客

一般而言，我並不建議去吃披薩類的餐廳，不過我很開心看到必勝客做出了一些改變。你最好的選擇是薄脆系列的披薩（Thin'N Crispy Pizza），不要吃超過兩塊，並搭配一份淋有輕食淋醬的田園沙拉。

肯德基

無論任何套餐，如果可以選擇烤雞的話，你就不該選擇炸雞。現在許多速食店都有沙拉副餐可以點，肯德基也是；請選擇沙拉，取代原本的炸薯條。

餐廳

由於有太多地區性的連鎖餐廳，無法逐一列出所有餐廳的名字。以下依照餐廳的種類提供給各位一些一目了然的資訊，或許會比較有幫助。

各國料理餐廳的低GI點餐技巧

這類型的餐廳在最近蓬勃發展，他們提供的菜色非常多元，很適合一家大小一起享用。

雖然有幾家甚至發展出了國際化的連鎖規模，不過大部分的餐廳還是屬於地方自營的餐館，我們根本不可能把每一間家庭餐廳的菜色都一一剖析。然而，這類餐廳有一個需要注意的共通點，那就是供餐的分量，他們的餐點分量大都多到足以兩個人一起食用。我和太太前一陣子一起開車旅行，發現這類餐廳所提供的餐點，就算不是每一道的分量都很多，但是卻有許多菜餚的分量多到我們兩個人共享一份，還可以吃得很飽。吃這類餐廳時，也請你問問他們能不能**不要加乳酪**，因為有一些餐廳會在不少非亞洲菜的菜餚中添加一些不必要的乳酪，但是你並不需要這些乳酪所提供的額外熱量。假如你有注意到這些細節，在這類餐廳中你一定可以輕易地找到很多符合全家大小享用的綠燈佳餚。本章最後列出的十大外食技巧，就特別適用於這一類的親子休閒餐廳。

吃到飽自助式餐廳

這種餐廳帶來的結果可能大好，也可能大壞，這完全取決於你的自制力。在準備開始夾菜之前，你最好先快速地掃視一下所有的菜色。如此一來，你便可以先篩選出其中最符合綠燈原則的食物，選擇它們作為你的盤中食。除此之外，**用餐前請先喝一杯水**，並且從沙拉開始享用。不管你是哪一種性格特質，都應該回顧第七章的內容，重新溫習各自用餐時需要注意的特定事項。

義式料理

我建議你的前菜可以點由優質豆類和蔬菜燉煮而成的湯品，如義大利雜菜湯。主菜方面，只要是以燒烤、烘烤或燉煮方式料理的魚肉、雞肉和小牛肉，都是很好的選擇。如果想要點一份義大利麵作為配菜，醬料方面請不要選用以奶油煮製的醬汁（白醬），蔬菜熬煮的佐料是比較好的選擇。

希臘料理

燒烤海鮮和希臘的經典烤雞肉串都是很棒的選擇，只不過你仍需要注意分量。另外，這類料理雖然比較少用到馬鈴薯，但是常常會搭配米飯享用。更重要的是，點菜時請記得多點一份蔬菜，並搭配清爽的佐醬和羊乳酪一起品嚐。

中式、台式料理

吃一般的台菜或合菜時，你大概會碰到不少挑戰。盡量避免油炸或是糖醋調味的菜色，這些料理的鈉含量往往極高，而且中式和台式料理使用的米，也大多是富有黏性的紅燈類米食，這些短米的GI數值會比長米（如印度香米）高。你可以選用蒸煮或是煸炒的蔬菜，稍稍平衡上述的缺點。

印度／南洋料理

由於這類料理的食材大多採用蔬菜、豆類和長米，是很理想的外食選擇。不僅如此，這些料理肉類、禽肉或魚肉的用量也很適中。到這類餐廳用餐時，你只需要確認食物未經過油炸處理，並且特別避開含有「印度奶油」或黃油的料理，因為這些油含有大量的飽和脂肪。同時，你也必須注意一些小菜，例如含有芒果／木瓜、葡萄乾和椰子酥的菜式，不僅是高 GI 數值的食物，所含的熱量也不容小覷。

墨西哥／拉丁美洲料理

美式墨西哥菜餚大多飽含乳酪、酸奶油和經過炸煮的豆泥，然而這些食物都屬於紅燈食物。所以在吃這類型的料理時，你最好選擇以燒烤方式烹調的海鮮、雞肉或肉類，以及其他以豆類（不包含油炸類的豆泥）製成的菜式。湯品方面，以蔬菜為基底的西班牙冷湯就是一個很好的選擇。

泰式料理

泰式餐廳的菜往往會使用大量屬於紅燈區的醬料，而飽含油脂的椰奶也是泰菜中常見的食材之一。前菜最好選擇香茅湯、青芒果沙拉或香茅淡菜這類的清爽小菜，接著再來一份泰式烤牛肉沙拉或雞柳炒鮮蔬。除此之外，請不要食用含有花生粒的佐醬。

日式料理

如果扣掉壽司和天婦羅，日式料理整體來說很符合綠燈飲食原則。握壽司是紅燈食物，因為包含了醋飯，點餐時你可以用生魚片取代。除此之外，你必須留意醬油的用量，因為醬油算是一種液態的鹽巴，牛肉炒時蔬之類的快炒和烤魚都是很棒的選擇。你也可以選擇以高湯燉煮食材的健康少油日式鍋物。

十個聚餐飲食技巧，輕鬆享受低GI外食

假如外食是為了與三五好友一起聚餐，或許你就沒有辦法依照個人意願選擇餐廳。面對這種情況，仍有一些小方法可以化解這類的外食問題。以下的十個技巧，不論你是在哪一類型的餐廳用餐，都可以吃得健康，顧好腰圍、不發胖。

❶如果可以的話，在你外出用餐前，請先吃一小碗以添加代糖的脫脂牛奶沖泡的綠燈冷泡高纖麥穀片（如全麥麩穀片）。或者是你也可以將高纖麥穀片搭配幾湯匙的無脂水果優格享用，像我就常常以這個方式吃麥穀片。這一小碗的麥穀片不僅可以先墊墊胃，**麥穀片中的纖維素也有助於降低稍後用餐時GI數值上升的幅度**。

❷到餐廳入座後的第一件事，就是**喝一杯水**，可以讓你比較有飽足感。

❸請細嚼慢嚥，好讓大腦有時間接收到「已經吃飽了」的訊息。每吃進一口食物時，都請停下手上的動作，細細地品味口中食物的滋味。

❹你常常會忽略餐前麵包也是一項必須少吃的食物，因此當所有的人都取用過籃中的麵包後，請要求服務生撤下。因為麵包放在桌上的時間越長，你就越可能受不了誘惑地將它吃下肚。

❺**點一份湯或沙拉，並請服務生盡快為你送上**。這可以讓別人在大啖餐前麵包時，你不會只能餓著肚子乾瞪眼。湯品請選擇以蔬菜或豆類作為基底的湯，蔬菜和豆類的顆粒愈明顯愈好；避免點含有奶油的濃湯，如法式奶油濃湯。沙拉方面，你只需要記住一條黃金準則：隨身帶一小罐健康的沙拉淋醬。如此一來你就不必一定要使用餐廳所提供的沙拉醬。避免點凱薩沙拉，因為在凱薩醬已經拌在生菜裡，而且熱量就跟漢堡不相上下。

❻因為不太可能每家餐廳都是使用新鮮的小顆馬鈴薯，你也無法確定他們供應的米飯類型到底為何，所以你可以請店家替換為**雙份的蔬菜**，目前為止還沒有餐廳拒絕我的請求。

❼謹守吃低脂肉類和禽肉的原則，如果有需要，你也可以**將皮去除**後再食用。另外，還有幾點需要注意：鴨肉本身通常含有大量的脂肪；魚貝類雖然是個好選擇，但是千萬不要點裹有麵衣的海鮮料理；天婦羅的脂肪和麵粉所提供的熱量，遠遠超出原本食材的熱量。「分量」也

是另一個需要留意的重點，因為餐廳往往會給你相當大份的主菜，所以當你吃了一百一十～一百七十克的肉品後（約一副撲克牌的大小），就請你不要再吃盤中剩下的肉品了。如果你不喜歡浪費食物的感覺，也可以選擇與朋友一起**共享一份主菜**，現在相當流行這樣的用餐方式。

❽享用沙拉時，問問餐廳是否有符合綠燈原則的佐醬或佐料，好搭配沙拉一併食用。

❾甜點方面，不含冰淇淋的新鮮水果和莓果是你的最佳選擇。如果你真的很想要吃點甜的，你可以在這些水果上撒上一些咖啡／茶專用的小包代糖。大多數的餐廳甜點對飲食來說都是一場災難，因此我建議你最好不要吃甜點。如果非不得以要吃一塊生日蛋糕，你可以和別人一起分食。淺嚐幾口蛋糕，然後來上一杯去咖啡因的咖啡，這不僅能夠解解你的嘴饞，還可以盡可能地降低甜點對你造成的傷害。

❿只喝去咖啡因的咖啡。搭配脫脂牛奶製成的去咖啡因卡布奇諾，這是我們一家人的最愛。

第十一章　如何堅持下去、度過減重撞牆期？

減重的過程中，你肯定會面臨一些考驗，讓決心搖擺不定，這是人之常情。然而會出現這樣的狀況，往往不是因為這份飲食的緣故，而是受到家人、工作或日常生活中的壓力等其他因素影響。因此你必須想一想，當面臨這些時刻，你該如何去克服減重效果未如預期的挫敗，或生活中的壓力，並且繼續保持你的減重動機。以下我將列舉出一些思考的方向和方法，可以幫助你面對這些時刻，並鼓舞你繼續在這條路上向前行。

更好的體態，會增加你的自信

如果你想要有更好的身段和自信心，減重對你一定有所幫助。**隨著體重減輕，人們的自信心往往會提升**，這個現象在女性身上尤其明顯。即便只是減掉少少的兩、三公斤體重，也可以為你帶來驚人的效果。不只穿起衣服會更好看，對自己的觀感也會改變。對自卑型的減重者來說，你更必須注意這之間的關聯，外表將深深地影響你對自我的認同感。想讓自己變美或變帥並非是一件膚淺的事，所以請繼續堅守這個信念，你絕對享有讓自己變得更開心的權利。

減重後，活力和體能都會增加

對男人而言，體態或許並不是促使他們減重的主要因素，不過體能、肌力和活力可就是他們減重的一大動機。

體重過重就意味著你身上多帶了幾公斤的重量，這些多餘的體重會耗損你的活力，讓你腰酸背痛、膝蓋的負荷大增，進而降低行動的靈活度。這裡的癥結點在於，我們一直沒有認清一項事實：體重對我們而言，其實也是一種負擔。如同我們稍早所討論的，假如你背了一個裝滿罐裝水的十公斤重購物袋（用你的體重計秤量），然後帶著這個袋子爬兩段樓梯，當你卸下包包時，一定會感到如釋重負、輕鬆不已。遺憾的是，你卻無法如此輕易地卸下身上的體重，因為這些重量早已化為你腰臀上的贅肉！有時候我真的無法理解，為什麼有人可以承受每天扛著二十公斤，或是更重的贅肉到處活動；我甚至懷疑，若要他們扛起同樣重量的包包，他們真的能扛得起來嗎？

吃出健康、不生病的幸福人生

體重和飲食習慣，與你發生心臟病、中風、糖尿病和許多癌症的風險息息相關。**吃對食物不僅可以改善健康，更能增加精力，讓你活得更久、更有活力。**許多讀者都寫信告訴我，能夠充滿活力的陪伴孩子或是孫子一起成長真是太棒了，你很難找到比這還要好的動力。時時提醒自己，健康就是人生中最重要的資產，而持之以恆的執行這項飲食計畫，就是強化健康的最佳方法。

照片、衣服，找一個可以作為具體目標的物品

從讀者透過網路寄給我的信件看來，執行這項飲食後，他們大多都發現自己又能夠重新穿上在衣櫃裡塵封已久的小尺碼衣褲；對女性來說，這是一個很大的鼓舞。很多女生喜歡買衣服，把自己打扮得漂漂亮亮的，藉以彰顯自己身體的曲線。因此當她們與朋友聚會時，若聽見友人說：「妳是不是變瘦了？變漂亮了喔！」便會感到欣喜若狂、動力倍增。《GI飲食》系列之所以能如此暢銷，靠的不是行銷策略，而是讀者們親身體驗後的口耳相傳。

對女性來說，擁有好身材是很大的動力（遺憾的是，對男性來說，這對他們並沒有造成太大的誘因），剪下你在雜誌上看到的好看穿搭圖，作為激勵你成功減重的動力；或是洗一張你過去清瘦的照片，擺放在每天都會看到的位置，藉此提醒自己朝這個目標邁進。有一位視障讀者，她用心的為自己找到一件能夠具體呈現減重目標的小物。她告訴我：「我有一件美麗的火紅皮衣，就是我減重的動力。去年冬天，當我穿上它的時候太小件了，根本拉不上拉鍊，兩側的拉鍊之間大概還差了五公分左右的距離。但是現在，我可以拉上拉鍊了，雖然穿起來還是很緊繃，但是我知道努力沒有白費，這真是太棒了。有了這項鼓舞，我決定繼續努力，我想，在今年冬天我就能穿著這件皮衣出門了。」

瘦下來能夠讓你更有自信，進而使你能夠更輕鬆的保持新飲食習慣。即便只是減掉少少的兩、三公斤體重，也可以為你帶來驚人的效果。不只穿起衣服會更好看，你對自己的觀感也會變得不同。

用實際數字檢視你的成果

比較看看現在的你和執行這項飲食計畫前的你有些什麼改變，減掉了多少的體重？腰圍又小了幾公分？再看看你現在的充沛活力和新添購的衣服，你會很訝異自己竟然改變了這麼多。有了這個概念，你就會更有動力去繼續執行這個新的飲食習慣，而不會想要重蹈覆轍過去的陋習，讓它們破壞你現在一路走來的美好成果。

負重激勵法

我前面已經提過，大家常常不明白體重對身體的負擔到底有多重。所以每當有人告訴我，他們只瘦了十公斤的時候，我都會請他們在購物袋裡裝滿十公斤重的瓶裝水，然後背著它們上下幾趟樓梯。我知道這聽起來有點瘋狂，但是卻非常有效，因為每一個人卸下背包時，都很開心他們不必再背著這些重量到處跑。因此，下一次當你對自己的成果感到灰心的時候，請你背起與你當時減去體重等重的購物袋或是水瓶，來回爬三趟樓梯。你會發現自己竟然已經瘦了這麼多，並且在卸下這些背包時，你會感到如釋重負。一旦做過了這項負重激勵法，就不可能會想要再恢復過去的體重。在一位讀者凱西寄給我的信中，她就非常強烈地表明了這件事：

我找不到能夠裝到二十公斤重的水瓶，所以我跑到生鮮超市，然後晃到了販售馬鈴薯的貨架。那裏有販售一袋十公斤裝的馬鈴薯，所以我扛了兩包起來，它們非常沉重，我覺得有一股壓力匯聚在胸口。

我心想：「哇！過去的日子裡，我竟然每一天都帶著這麼重的重量行動……。」我試著扛著它們走一段路，不過才走了十五步我就已經氣喘吁吁。我想如果要我背著這兩袋馬鈴薯上下樓梯，我可能會被它們壓垮。

做完這個小小的試驗後，我氣喘如牛。也因此下定決心，絕對不要再讓這些重量重新回到我的身上。我喜歡現在輕盈的身體，所以我會繼續貫徹這項飲食計畫。

尋求親友的支持

找一個一起減重的好搭檔，他可以是你的朋友、你的伴侶或是你的家人。當你朝目標奮鬥的時候，他們可以給你一種相互扶持的鼓舞效果；而在你需要協助的時候，也可以向他們尋求支持。

有句俗話說「一事成功，萬事順利」，雖然字面上看起來有點陳腔濫調又誇張，但是動機對你來說絕對是最重要的。仔細地記下你達成的成果，並時時查看，尤其是當你意志不堅的時候，這是減重中必經的過程。另外，將你減去的體重以一張曲線圖，或是等重的水瓶具體呈現，也是很棒的激勵方法。

在你遭遇到幾種狀況時，動機會變得格外重要；例如當你遇到減重撞牆期或是面臨舊習誘惑的時候。這兩種情況都是減重時不可避免的挑戰，所以接下來，我將針對這兩種狀況提供你一些對策。

遇上減重撞牆期，減少量體重的次數

在你努力地依照GI飲食的原則，只吃綠燈食物幾個禮拜後，原本穩定下降的體重會突然停滯不動，而霎時之間，你會很難接受這個狀況。雖然這個狀況會令人心生挫敗，但是它是減重的必經之途。減重時，體重不可能總是直線下降，往往會出現幾段體重停滯的撞牆期。

不論對哪一種類型的減重者來說，減重的撞牆期都令人相當難熬。自律型的減重者會憂心忡忡，認為他們一定是哪一個環節出了差錯，或是執行的不夠嚴謹；他們會為因此自己訂下更多的標準，或者乾脆放棄了這項減重計畫，因為他們覺得維持這項飲食讓他們感到乏味又無力。衝動型和推託型減重者方面，由於他們都非常需要能夠立即見效的成果，所以這個時期會讓他們感到挫敗，並想要中止這項減重計畫。

有幾個生理因素會造成減重撞牆期，對女性而言，生理期的荷爾蒙變化和更年期都會造成體液滯留在體內。不過這大多是暫時性的，一旦妳的荷爾蒙重新回復到先前的狀態，妳體內蓄積的液體也就能夠順利地排除。

造成減重撞牆期還有另外一個比較常見的原因，那就是「你不自覺的增加了你進食的分量」。這個狀況很容易會出現，並不奇怪。因為當你看到你的體重一步步地穩定下降時，那股滿足感會讓你忘情地吃進比較多的食物。有一個好方法可以避免你不自覺地增加飲食的分量，那就是將餐盤分為三個部分。餐盤的一半應該放滿兩種以上的蔬菜；四分之一則應該放上蛋白質（肉類、魚肉或豆腐）；最後四分之一的餐盤則應該由米飯、馬鈴薯和麵食組成。此外，你的餐盤也必須選擇尺寸較小的午餐盤，而非晚餐用的大餐盤。

由於荷爾蒙的變化和自滿感可能會讓你每天的體重出現明顯的起伏，所以我建議你可以一週量一次體重，或甚至是一個月量一次體重。如此一來，你就可以避開體重短期波動所造成的失落感，並且將眼光放在長期的成果上。有一位讀者寫信告訴我，她的體重每天起起落落，心情也因此跟著上上下下，為了避免這股患得患失的感覺，她決定一個月只秤一次體重。她說過去的十八個月來一直如此，靠著這個方法，不僅減輕了體重，也顯著地降低了她減重時所面臨的挫敗感。

滴水能夠穿石，當你拉長時間去看一路減去的體重時，你會發現，持續遵循這一條綠燈飲食的原則，將可以讓你的體重持續不斷地下降。有些讀者很好奇，為什麼他們的腰圍和體重數值不一定會同步下降：有時候他們的腰圍雖然少了幾公分，但體重卻分毫未動；然而，有的時候，卻又會相反。你要記住，這是因為每一個人的狀況都不一樣，而且減重的過程中，體重也不可能總是呈線性下降。不過，我可以跟你保證，到最後你體重和腰圍的數值肯定都會變小。

千萬不要被體重計上的數值打敗，儘管減重的撞牆期常令人感到挫敗，但是只要你不要以食物來撫慰你的失落感，熬過了這段時期後，你便可以達成減重目標。

三個簡單步驟，解除突然想大吃的危機

跟減重撞牆期一樣，你早晚也會面臨舊習復萌的挑戰。雖然我不鼓勵你再去碰過去的不良飲食，但是只要這並非常態，偶一為之倒是無傷大雅。畢竟，這份飲食並不是一個緊箍咒，所以你不必完完全全都按照這項飲食的原則吃東西。倘若你的飲食仍有九十％是選用綠燈食物，那麼體重還是會持續的下降。這一些些微的飲食偏差，頂多只會讓你晚個一、兩個禮拜達成目

標體重。因此不必對自己太過苛刻，只要你能夠在下一餐重新回歸GI飲食的原則，基本上這並不是什麼大問題。有些人會因為這一時的飲食偏差而覺得自己糟糕透頂，進而想要放棄這項飲食。可是你應該要有心理準備，這種狀況早晚會發生。應對這個狀況最好的辦法就是，想想為什麼你會做出這個舉動，並且擬定下一次面臨這種狀況的解決之道。接下來，我就要告訴你一些能夠對付這類狀況的錦囊妙計。

在此之前，衝動型和推託型的減重者還必須另外解決一項會使他們打退堂鼓的想法，那就是：「看吧！我就是無法對抗誘惑，或許我應該就此放棄這項飲食，承認自己的失敗。」這類型的減重者，請你們回顧第七章針對你們所撰選的內容，幫助自己改變這個習慣，然後繼續在減重之路上奮鬥！

儘管在吃了幾個禮拜的GI飲食之後，大部分的人都會發現他們對食物的渴望降低了，這是因為綠燈食物對血糖的調節發揮了功效，不過有時候那股渴望食物的念頭仍可能會突然冒出來。在這裡提供你幾個對付這種狀況的方法：

❶**試著以其他活動分散你的注意力。**打電話給朋友、折一籃衣服、倒個垃圾或是去散散步。久而久之，你就不會再出現這種渴望食物的念頭。

❷如果你還是非常想要吃點什麼，**請明確的告訴自己你想要吃的東西是什麼，並且選用屬**

於綠燈區的食物。舉例來說，假如你想要吃點香甜滑順的食物，你可以選擇不加糖的低脂優格或冰淇淋；鹹食方面，幾顆橄欖或一條蒔蘿醃黃瓜，抑或是一些搭配鷹嘴豆泥的蔬菜都是很好的選擇。假設你想吃的是巧克力，你可以吃半條巧克力口味高蛋白能量棒，或是泡一杯低脂減糖版的即溶巧克力熱飲。一般來說，我們可以在市面上買到許多綠燈版本的產品，它們都可以作為我們解饞的好幫手。

❸有時候倘若只要一小片巧克力，或是一湯匙的花生醬就足以壓下你的饞意，那麼在這種情況下，你就可以直接來一小份你想吃的食物。**請慢慢地享用這份食物，並且細細地品味它的滋味**。別忘了你的飲食仍保有十％的彈性空間，只要沒有超過這個範圍，你的飲食中，綠燈食物仍占有九十％的比例，這些食物並不會對成果造成太大的影響。

除此之外，這十％的彈性空間還賦予了你多吃一份紅燈菜肴，或是偶爾喝上一杯酒的權利。因此，為了讓這十％的空間能夠有效地幫助你堅守這項飲食，請務必聰明的運用它。

第十二章　要活就要動，運動好處多

稍早我在書中提到，減重有九十％要靠飲食，另外十％則要靠運動；對維持體重和健康而言，運動也扮演著非常重要的角色。

在此我必須重申，運動的減重效果無法如同飲食這般顯著，最主要有兩大原因。第一，相較於飲食，若想要單靠運動減掉相同的體重，必須花費極大的心力。看看下一頁的表格你就會明白。再說，就算你的生理狀態足以負荷這樣的運動量，我想你恐怕也不會想要完全靠這種方式減重。

我敢說，應該有不少人都曾經跑過跑步機或是騎過健身車，並且非常驚訝竟然要做如此大量的運動才能夠消耗掉區區兩百大卡的熱量。

正因為你身上半公斤的脂肪相當於三千六百大卡的熱量，所以光靠遛狗散步，或是洗車這類的活動，並不能夠對減重產生什麼太大幫助。然而，聊勝於無，運動多多少少還是可以幫助你燃燒掉一些多餘的熱量。我只是要提醒你，在減重期間，請不要奢望單靠運動就能夠對體重產生巨大的影響。

運動的目的是維持健康、增加肌力

比起運動，我更推崇以飲食減重的第二個原因是，對許多非常肥胖的人來說（BMI的數值高達三十以上者），他們的行動並不是這麼靈活。老實說，當我見到那些「分量十足」的人時，我很訝異他們竟然能夠負荷如此沉重的體重，他們的關節和腰背大概額外承受了高達三十六～四十五公斤，或是更重的重量。許多人甚至根本無法抬起這麼重的東西，但是這些人卻時時刻刻帶著這麼重的重量到處行動。因此，對減重的人來說，即便他們有心運動，這些重量往往也會讓他們力不從心。

話雖如此，**但是假如你已經快要達到減重目標，此時就可以考慮增加活動量。**運動的好處是，「持之以恆」將能夠幫助維持體重或是加速減重的速度，以及降低發牛心臟疾病、中風、糖尿病和骨質疏鬆的機會，非常有益健康。除此之外，也可以幫助你維持你的肌肉量和肌力。

燃燒半公斤的脂肪所需要做的運動量

	60公斤重的人	70公斤重的人
快走（6.5公里／小時）	85公里	67公里
跑步（12公里／小時）	58公里	46公里
騎單車（19-22公里／小時）	154公里	127公里
適度性愛	79次	64次

對已經由「肥胖」轉為「過重」階段的減重者來說，運動是你們必須考量的重要課題。因為這個階段的你已經甩掉了很多重量，身體變得比以往輕盈，也更適合藉由運動來增加活力。

很多人往往會受到健身房的誘惑加入會員，因為他們標榜「只要你加入我們，我們就會讓你擁有夢幻體魄」。可是入會後，你往往只會得到滿滿的失望。主要的原因，是這些需要繳納高額會費的健身房，根本沒有辦法兌現這項承諾。相對的，那些將飲食作為減重重心的俱樂部，反而能夠對你發揮比較大的效果。

最簡單的體能活動就是走路，你不必加入健身房，也不需要使用到特殊的運動器材，這項運動相當方便，不論在何時何地幾乎都可以輕易地執行。假如你覺得走路也很吃力，那麼或許可以試試**室內的健身腳踏車**。後仰式健身車對關節的負擔可能會比較小，因為它與身體接觸的面積較大，比較能夠分散身體的重量。另外，這類健身車的價格也相對較低，許多大型的居家用品連鎖店都有販售這類健身器材，如加拿大輪胎。或者，你也可以選擇加入健身房，善用他們的重訓器材鍛鍊肌力，這項訓練對ＢＭＩ數值超過三十的人來說特別重要。

「一個禮拜七天，每天走三十分鐘」是基本目標，如果你在週末多走了一個小時，那麼在週間你就可以少走一天路。誠如前面所說，我們這裡所說的是快走，而非競走或是漫步。**你的走路速度必須要能夠提升心搏和呼吸頻率，但是絕對不要運動到上氣不接下氣的狀態。**

快走時不需要穿戴任何特定的衣著或是配備，只需要穿上一雙舒適好走的氣墊鞋或是運動鞋即可。你幾乎不會對走路感到乏味，因為可以每天走不同的路線，運動的同時你還能夠欣賞這個花花世界。你可以和朋友結伴同行、相互鼓勵，也可以獨自行動與大自然或自己對話。對我來說，每天早上的晨間快走，就是我思慮最清晰的時刻。這並不令我感到意外，因為運動會使腦部獲得大量的新鮮氧氣，進而提升思考的能力。

提早兩站下車，每天累積四公里運動量

善用通勤的時間走走路也是一個好方法，以我為例，不論上下班，我都會提早兩站下公車。這兩站的距離差不多是兩公里，也就是說，我每天大概會走四公里的路！如果你是開車上班，請試著將車子停在距離你公司兩公里遠的停車場，然後步行到公司，這甚至還可能讓你比較容易找到停車位。

只要每天上下班，各花十～十五分鐘的時間走路，這小小的投資便能夠實質地幫助你維持體重和健康。

我一直都有這樣的習慣，而且不以為苦。事實上，每一天我都相當期待走那兩站公車站的時刻。走向公司的路上，這段時間讓我有時間沉澱自己，我在晨曦之中前行，既不用與通勤族

摩肩擦踵，也不必擔心是否有人打電話給我。當夜幕低垂時，這一段的快走則可以幫助我放鬆一整天緊繃的神經。的確，在頭一個禮拜的時候，我確實花了一點心力來適應這個改變。不過很快地，它就成了我的例行公事。過去三年來，我每天都是以這個方式到加拿大心臟與中風基金會（Heartand Stroke Foundation）上下班。

就短期來看，運動雖然對減重的幫助有限，但是若就長遠來看，卻是讓你能夠維持體重和長保健康的重要因素。信不信由你，運動還是一件會讓人上癮的活動。就個人經驗而言，我發現只要沒有達到每天的運動量，整個人就會變得焦躁不安，連我太太都察覺到這樣的狀況。

儘管我做的運動主要都是可以增加心跳速度的有氧運動，可是也必須考量到別種運動的重要性。在這些運動當中，又以肌力訓練最為重要，這種運動的目的是要鍛鍊肌肉的強度。

補充流失的肌肉量，增加身體代謝率

隨著年齡漸長，身上的肌肉也會一點一滴的悄悄流逝。這個過程從我們二十幾歲的時候就會開始發生，到了中年，大部分人的肌肉量都已經減少了十五%左右，而年屆中年階段，肌肉流失的速度也會變得更快。

然而，這些肌肉的流失對你有什麼影響呢？第一，**受傷的機率會大大增加**。因為隨著肌肉

量的下降，也會無法靈活的活動肢體。這種狀況特別常發生在女性身上，當雙腳和臀部的肌肉失去力量時，就會很容易跌倒，甚至還會因此造成骨折等重大的傷害。

第二，**肌肉量愈低就表示代謝率也愈低**。體內的能量（熱量）主要都是由肌肉消耗掉的，也就是說，當肌肉量愈少，身體所燃燒的熱量也就愈低。我們都知道多餘的熱量會跑到哪裡：轉化成脂肪，取代肌肉。遺憾的是，脂肪燃燒熱量的能力並不如肌肉，因此身體的代謝率也會變低。

話雖如此，我們可以透過改變飲食以避免肌肉流失，並且提升身體的代謝率。首先確定你的飲食中具備充足的蛋白質，良好的蛋白質來源有：雞胸肉（去皮）、魚肉、蛋（蛋液）、瘦肉、低脂乳品、大豆和豆類。理想的狀況下，你的每一份點心和正餐都應該要有一定分量的蛋白質。除此之外，蛋白質還有另一項更優質的好處，那就是減緩食物被消化吸收的速度，進而有效降低餐點的GI值。

第二個對抗肌肉流失的對策就是運動。在這裡，我所指的是肌力運動，而非有氧運動（這類的運動包括走路或慢跑，可以增加心跳的速度）。肌力運動可以透過一些輔具鍛鍊肌肉的耐力和力量，例如舉重和彈力帶。當我說到舉重時，我相信不少人的腦中都會浮現一幅畫面：一個肌肉賁張的男人，汗流浹背的奮力舉起一根巨大的槓鈴。不過，事實並非如此，所以千萬別被你自己的想像嚇壞了，即便是一罐濃湯罐頭也可以作為舉重的小道具。

在這裡我不會刻意點明你該做哪一些肌力運動，因為每個人的需求和耐受力都不一樣。相對的，我會建議你到美國疾病控制與預防中心的網頁（www.CDC.gov/physicalactivity）瀏覽。請點選該頁面上的「強健體魄—長者適用的肌力訓練」的連結，進入頁面後，再點選「運動」項目。這個網站相當棒，有各式各樣的運動示範，而且這些資訊都完全免費。（編註：教育部體育署體適能網站上，也有關於肌力與肌耐力的體適能運動指導http://www.fitness.org.tw/direct03.php）

提升蛋白質攝取量，並且一週做三次簡單的肌力運動。長期下來，這些每次只花費短短幾分鐘的肌力運動，就足以減緩肌肉流失的速度，如果你非常勤於鍛鍊，甚至還可以增加肌肉量。因此，你將變得更強壯、更靈活（比較不容易跌倒），以及能攝取比較多的熱量。請記住，即便是在我們休息或是睡覺的時候，肌肉都會消耗熱量。

當天候不佳，或是室外氣溫較低時，你可以選擇在家健身或是到健身房鍛鍊體魄。對現今的社會來說，後者可能是比較方便的選項，有些大型社區甚至設有健身房。如果你不方便上健身房，或是覺得穿著運動服會讓你感到不自在，那麼最簡便的方法就是在家運動。如同我在前述所提到，最經濟實惠的健身器材正是室內健身腳踏車。

如果你想要買一台裝備華麗的健身車，跟健身房的性能一模一樣，大概要上萬台幣才能夠入手，但其實價位落在四～五千元的基本款健身車，就已經可以發揮很好的功效。你必須確認：這台健身車騎起來順不順、能不能調整段數，還有座椅的高度是否適中。邊騎健身車，可以邊播放一部電影或是一齣你正在追的連續劇，你會很驚訝時間竟然過得這麼快，我常常就會因為沉浸在劇情中，而不知不覺的多騎了好幾分鐘！騎二十分鐘健身車所消耗的熱量，就跟快走三十分鐘一樣。

假如你不喜歡騎健身車，那就試試跑步機。跑步機的價位比較高，而且在使用的時候還需要注意不要重擊到機身尾部，挑選跑道可以升降坡度的機型，如此一來，你才可以獲得更好的鍛鍊效果。

讓運動變成習慣，隨著飲食一起改變生活型態

現在你已經了解了運動的重要性，不過當你要開始運動時，也要注意以下四個細節。

❶ **選擇適合你的運動**。假如無法享受這項運動，你很快就會放棄了。最好選擇可以鍛鍊到大肌群的運動，這些大肌群包括腿部、腹部和腰部；由於這些肌肉比較大，也可以燃燒掉比較多的熱量，快走和騎腳踏車都是很棒的選擇。

❷**尋求親友的支持**。如果可以的話，找一位志趣相投的夥伴跟你一起運動。

❸**設立目標，並且記下你每天做了哪些運動**。把這份表單貼在你的冰箱上，或是浴室裡。

❹**向醫師確認你的健康狀態**。尋求他們的意見，看看他們是否也認同你的運動計畫。

第十三章　選擇低GI飲食，預防九十%的心血管疾病

食物可以透過兩個方式影響我們的健康，第一，你所選擇的食物種類和吃進的分量將是決定你體重的關鍵。同時，目前大家也已經知道，**許多疾病都和體重過重有關，如心臟疾病、中風和糖尿病等等**。

第二，你所吃進的蛋白質、脂肪和碳水化合物的種類，更與得到心臟疾病、中風、糖尿病、攝護腺癌、大腸癌和阿茲海默症的機率息息相關。GI飲食的核心概念，就是要教你如何挑選「對的食物」。在本章，我們將從預防疾病的角度，檢視這份飲食計畫對健康的影響。

事實上，藥食同源。食物能夠對我們的健康、生活和情緒狀態產生非常大的影響。儘管我們一天要用餐四、五次，但是往往只講究食物的滋味，卻很少去考量到營養價值。因此，你大概很難想像食物竟然也能發揮和藥物一樣的功效。

對的食物能夠維持健康、延長壽命，不僅讓你活力充沛、神清氣爽，更可以助你一夜好眠。再加上運動，你就已經為健康、體態和思慮打造了良好的保護罩；之後，大概就只有基因和命運會對它們產生影響了。

現在就讓我們來看看，究竟正確的飲食和固定的運動習慣是怎麼幫助我們預防各種疾病，包含心血管疾病三高、肥胖、糖尿病和癌癥。

心臟疾病和中風

我曾擔任加拿大安大略省心臟與中風基金會的會長一職長達十五年，所以當我開始出現這些疾病的時候，我並不意外。不過，這些疾病還有另一層更重要的意義，在北美洲，大約有三十五%的人都死於心臟疾病和中風。值得注意的是，這項數值已經沒有像過去那麼高，我剛加入基金會的時候，這個數值接近五十%。

這是一個憂喜參半的現象。喜的是，許多人因為手術、藥物和急救程序的進步，而得以免於一死。憂的是，目前研究發現，倘若不降低體重、規律運動並戒除菸癮的話，死於心血管方面疾病的人數將會增加一倍。儘管現在成年人的吸菸率已經大幅降低（遺憾的是，青少年的吸菸比例卻沒有什麼改變），但是我們吃得多、動得少，所以不可避免地，現在社會上肥胖、體弱的人也愈來愈多。根據預估的結果指出，就算中規中矩的生活，大約也會有一半的人得到這些疾病。雖然說心臟疾病跟癌症一樣，主要發生在晚年，然而發生心肌梗塞的人當中，卻有將近一半的人的年齡都不超過六十歲。

我常常會聽到這類的話：「有什麼好擔心的？就算我真的心肌梗塞，以現在進步的醫療技術，也一定能夠把我救活。」沒錯，或許現在的醫療真的能夠將發病的你從鬼門關前拉回，可是大多數人不知道的是，一旦曾經發生過心肌梗塞，心臟就會受到永久性的傷害，心臟並不能自我修復，因為心肌細胞不會再生（你有沒有想過，為什麼你不會得到「心癌」？正是因為這個原因）。發生心肌梗塞之後，受傷的心臟就必須更加努力地工作，好彌補它受損的部分，但是這是不可能的事。這股壓力會逐漸地侵吞心臟的功能，最終，患者仍會因為心臟衰竭和肺積水而「倒下」。鬱血性心臟衰竭會讓患者痛苦的死去，因此如果你想要預防心肌梗塞的發生，最好先採取一些行動來預防。

有好幾年的時間，我們都認為男性才是心肌梗塞的好發族群，而且發病者的年齡大多不到五十歲；不過近來，這個疾病已經成為男性和女性的常見死因。

這樣的改變跟飲食當然脫不了干係，基本上，體重愈胖的人，發生心肌梗塞或中風的機會就愈大。只不過在這當中，又有兩個關鍵的因素將飲食與心臟疾病和中風串聯在一起，那就是高膽固醇和高血壓。在這本書的前幾頁，我曾說過我不會多加著墨於繁複的營養學理論，可是這一項重要的結論卻是出自於這門科學。因此，我想在這裡稍微談一下有關這方面的學理，一定可以幫助你更了解高血壓和高膽固醇對這兩類疾病的影響。

當你有高血壓時，幾乎就預告了很可能會同時出現心臟疾病或是中風。血壓的升高會增加動脈系統的壓力，進而加速血管的老化和受損，一路衍生出動脈損傷、血栓、心肌梗塞或中風等相關疾病，**過重就是導致高血壓的一大主因**。最近，一份加拿大的研究發現，成人肥胖者出現高血壓的機會是一般人的五~十三倍，這些受試者的年齡落在十八~五十五歲之間。另一份更深入探討這方面問題的研究則顯示，大幅提升蔬果攝取量（一天攝取八~十份的蔬果）的低脂飲食能夠降低血壓。這意味著減重和多吃蔬果有助於降低血壓，也就是說，想要避免高血壓、預防心臟病和中風，你應該採納GI飲食。

再來，讓我們來看看膽固醇。雖然它對身體的代謝很重要，但是過多的膽固醇卻會對健康造成麻煩，因為它是形成斑塊的主要原料，這些斑塊會堆積在動脈中，最後阻斷了供應心臟（導致心肌梗塞）或腦部（導致中風）的血流。說得更仔細一點，膽固醇有兩種，分別是：高密度脂蛋白膽固醇（ＨＤＬ）和低密度脂蛋白膽固醇（ＬＤＬ）；前者有益健康，後者則有害健康。理想的狀況下，我們應該提升ＨＤＬ的含量，並降低ＬＤＬ的數值（記住這個口訣：ＨＤＬ就代表「心臟快樂的程度[Heart’sDelightLevel]」，ＬＤＬ就代表「邁向死亡的程度[LeadstoDeathLevel]」）。

讓ＬＤＬ數值升高的兇手是飽和脂肪，這類脂肪在室溫下呈現固態，主要存在於肉類、全脂牛乳和加工食品中。相反的，多元不飽和脂肪和單元不飽和脂肪，不僅可以降低ＬＤＬ的數值，還能夠提升ＨＤＬ的含量。所以請記得這個原則，你當然可以攝取油脂，只不過必須確定那是否為好的油脂（更完整的油脂的相關信息，請回顧第一章的內容）。

糖尿病

糖尿病和心臟疾病有著密不可分的關係，許多糖尿病患者都是死於心臟方面的併發症，而非單純死於糖尿病。除此之外，糖尿病的得病率正在節節高升，學者預估十年之後，糖尿病的得病人數將會增加一倍。美國最新的研究結果相當嚇人：現在大約有三十七％的成年人被診斷出患有糖尿病，或是處於糖尿病前期的狀態。我必須再重複一次，這個比例高達三十七％（編註：台灣國內二十歲以上成年人的糖尿病盛行率為八％，約有一百五十萬名）。

其中，又以第二型糖尿病最常見，主要原因為肥胖和缺乏運動，最近的流行病學也發現肥胖與二型糖尿病有強烈的相關性。**緩慢釋放糖分到血液中的低 GI 食物，對糖尿病患者的病情控制有很大的幫助**。因此，這一份 GI 飲食不僅可以讓你恢復輕盈身型（肥胖是造成糖尿病的主因）更可以幫助你控管血糖。加拿大糖尿病協會在他們的雜誌《對話誌》（*Dialogue*）中，就揀選了GI飲食做為他們推廣的飲食。由於蛋白質和脂肪對食物的GI數值有很大的影響，所以糖尿病患者一定要特別注意是否有均衡飲食，每一餐吃進的蛋白質、碳水化合物和脂肪都必須符合綠燈原則。儘管這樣的飲食有助於糖尿病患者控管血糖，但是「預防更勝於治療」，現在就馬上行動，用GI飲食甩去你身上多餘的贅肉。

在最近出版《GI飲食與糖尿病》中，我與三十八名糖尿病患者利用線上臨床試驗系統探討了這份飲食對糖尿病的影響，研究結果顯示這份GI飲食能夠有效地降低血糖，只不過短短三個月的時間，這些受試者的平均糖化血色素數值就下降了十五%。

癌症

為了探討造成癌症的原因，英國科學家整合了一百四十一篇、涵蓋二十種癌症的研究文獻，歸納出了幾項結論，而這一項研究報告也是目前為止最大型的研究之一。他們發現，**吸菸不再是得到癌症的第一危險因子，肥胖才是**。他們列出了一系列與過重有關的癌症，這些相關性令人沉重不已：

▼過重的男性和女性比較容易得到：食道癌、甲狀腺癌、腎臟癌、大腸癌、多發性骨髓

瘤、白血病和非何杰金氏淋巴瘤。

▼過重的男性容易得到：直腸癌和惡性黑色素瘤。

▼過重的女性容易得到：膽囊癌、胰臟癌、子宮內膜癌和停經後乳癌。

最近一份由美國癌症研究院（AmericanInstituteforCancerResearch）發表的全球性研究報告顯示，大約有三十~四十%的癌症都和飲食有直接的關聯性。化解這個問題的關鍵則是從食物著手，我們的飲食應該要囊括各式蔬果和穀物，以及減少飽和脂肪的攝取量——這和GI飲食的概念不謀而合。

阿茲海默症

除了癌症，目前也有一些研究發現，某些失智症的發生率增加，與脂肪的攝取量有關，特別是阿茲海默症。近期一份美國的研究顯示，飲食中含有大量飽和脂肪的人，罹患阿茲海默症的機率增加了四十%。

腹部脂肪

如同我們在前面提到的，現在醫學界不再將腹部脂肪視為是一種靜默的能量儲存和身體負擔。相對的，腹部脂肪是具有行動力的，一旦它累積到了足夠的量，就會變得和肝臟、心臟或腎臟等器官一樣，具有影響你身體運作狀況的能力。只不過這個「臟器」對身體不利，腹部脂肪會釋放出有害健康的蛋白質和游離脂肪酸，這與惡性腫瘤的出現有著直接的關聯性，**因為它會促使細胞不正常的增生**。腹部脂肪也會造成**發炎反應**，進而引發與心臟疾病和中風息息相關的動脈硬化症。就算撇開這些嚴重的狀況不說，脂肪組織也可能透過增加胰島素抗性，導致第二型糖尿病。

事實上，腹部脂肪就像是一個巨大的腫瘤，因為它和腫瘤有許多類似的特性。對始終無法下定決心減重的人來說，這樣的說法或許能夠讓他們開始正視他們的體重問題，並且開始採取一些行動。

須額外攝取的營養素

基本上，只要你的飲食都依照綠燈原則執行，那麼所有維持健康所需的營養素你都會攝取到。不過，有兩種重要的營養素例外：

・維生素D：維生素D有一個很棒的別稱，叫做「陽光維生素」。這是因為透過曬太陽，我們的肌膚就能夠合成出維生素D。含有維生素D的食物非常有限，主要出現在鮭魚這類富含油脂的魚類，以及營養強化的乳製品中。這種維生素非常重要，因為它特別能夠降低癌症、心臟疾病和骨質疏鬆症的發生率。問題是，我們很難自行合成出足夠的維生素D，而現代人積極的防曬，又阻隔了大多數可以曬到太陽的機會。

因此，現在有許多專家都建議大眾，每天另外攝取一千國際單位（I.U.）的維生素D補充劑，這類的補充劑都很平價。

・魚油：目前學界發現只有一類油對健康有顯著的幫助，特別是心臟。這一類油就是omega-3脂肪酸，它主要出現在冷水性魚類中，特別是鮭魚；芥花油和亞麻籽油中也含有適量的omega-3脂肪酸。因為大部分的人不太可能天天吃鮭魚，所以你可以在藥局買一些萃取自鮭魚的魚油膠囊補充。

膝關節和髖關節問題

最後要談到的是，負荷過重的體重還會導致關節耗損、退化。最近加拿大衛生研究院（Canadian Institutes of Health）公佈了一份「二〇〇四～二〇〇五年加拿大膝、髖關節置換手術調查」的報告。這一份報告不僅顯示過去十年來，進行膝、髖關節置換手術的人數已經增加近乎一倍，還發現了一個驚人的狀況，那就是，換膝關節和髖關節的人當中，分別有八十七％和七十四％的人是過重者或肥胖者。其中，接受膝關節手術者的肥胖比例更高達五十四％，大約佔了所有進行膝、髖關節置換手術人口的二十三％。值得一提的是，接受這類手術的患者中，有六成都是女性，由於她們的骨架比較小，所以也較無法承受過重體重所帶來的沉重壓力。

因此，如果你想要降低得到這些致命疾病的風險：心臟疾病、中風、高血壓和癌症，以及保持你關節的靈活度，請你一定要持之以恆地進行這項飲食計畫。我想沒有什麼比健康更重要，「擁抱健康」就是貫徹這份飲食的最佳動力。

附錄一
GI飲食「紅黃綠」燈三區食物完全攻略

食物類別	紅燈	黃燈	綠燈
麥穀片	沒有列在黃燈或綠燈區的所有冷泡麥穀片	Kashi 的 Good Friends 穀片	100% 純麩皮穀片
	麥穀片 / 格蘭諾拉燕麥棒	含有麥麩碎粒的穀片（Shredded Wheat Bran）	全麥麩（All-Bran）穀片
	速食燕麥片	小米粥	
	可可脆米早餐、玉米片	大麥麥片早餐	
	格蘭諾拉燕麥片		麩皮穀片（Bran Buds）
	玉米碎		每份食用量至少含有 10 公克纖維素的冷泡麥穀片
	什錦纖果燕麥片（商業配方）		纖維第一（Fibre 1）穀片
			纖維至上（Fibre First）穀片
			Kashi 的 Go Lean 麥片
			Kashi 的 Go Lean Crunch 麥穀粒
			燕麥麩

食物類別	紅燈	黃燈	綠燈
麥穀片（續上頁）			燕麥粥（大燕麥片或燕麥粒）
			Red River 麥穀片
五穀類	蓬萊米、糯米（電鍋煮好）	白粥	米糠粥、黑米粥
	白飯配生雞蛋加醬油	白飯配脆瓜	速食白飯
	壽司米、海苔手卷		鮭魚壽司、海苔壽司
	烤飯糰	日式咖哩飯	
	莧米	玉米澱粉	竹芋粉
	杏仁粉	斯佩爾特小麥	大麥
	古斯米（couscous）	全麥	小麥麩／燕麥麩
	小米	古斯米	蕎麥
	濃稠穀粥	燕麥片（即食／快煮）	布格麥
	米飯（短米、白米、即食米）		鷹嘴豆粉
	各式米糕		卡姆麵粉
	各式米粉		蕎麥片（未膨發處理）
	精白麵粉		藜麥
			米飯（印度香米、野米、糙米、長米）
			麥仁
			麥芽
			全麥麵粉

食物類別	紅燈	黃燈	綠燈
麵包	貝果	薄脆餅乾（含纖維素）	薄脆餅乾（高纖配方）*
	法國長棍麵包 / 可頌	口袋餅（全麥）	口袋餅（高纖）
	蛋糕 / 餅乾	墨西哥薄餅（全麥）	全穀類、高纖麵包（每片至少含有 3 公克的纖維素）*
	玉米麵包	全穀類麵包	
	脆餅		
	油炸麵包丁		
	英式馬芬		
	漢堡包		
	熱狗包		
	凱薩麵包		
	梅爾巴吐司		
	馬芬蛋糕 / 甜甜圈		
	煎餅 / 格子鬆餅		
	披薩		
	麵包丁製成的內餡（stuffing）		
	墨西哥薄餅		
	白麵包		
麵食	所有義大利麵罐頭		天使麵
	義式麵疙瘩		義大利寬板麵
	通心粉佐乳酪		通心粉
	麵條（罐頭或是泡麵）		綠豆製冬粉

*攝取的份量有所限制（請見第38頁）。

食物類別	紅燈	黃燈	綠燈
麵食（續上頁）	乳酪或肉醬義大利麵		筆管麵
	米粉		水管麵
	新鮮小麥麵條	乾米粉（燙熟）	新鮮米粉（燙熟）
			乾粉絲（燙熟）
			龍口粉絲
			義大利麵條 / 義大利細扁麵
			義大利細麵
豆類	豬肉烤豆	墨西哥燉菜	烤豆（低脂）
	蠶豆	腎豆（罐頭）	黑豆
	墨西哥豆泥	扁豆（罐頭）	黑眼豆
			淺色菜豆
			白腰豆
			鷹嘴豆
			義大利豆
			腎豆
			扁豆
			皇帝豆
			綠豆
			海軍豆
			樹豆
			花豆
			墨西哥豆泥（低脂）
			羅馬諾豆
			大豆
			乾豌豆瓣

食物類別	紅燈	黃燈	綠燈
飲料	酒精飲料 *	健怡汽水（含咖啡因）	瓶裝水
	椰奶	牛奶（含 1% 乳脂）	蘇打水
	水果飲品	大多數無糖果汁	去咖啡因咖啡（搭配脫脂牛奶、不加糖）
	運動飲料	可樂、芬達	美祿巧克力
	低脂米漿		
	牛奶（含2%乳脂）	紅酒 **	健怡汽水（不含咖啡因）
	含糖和奶的咖啡	蔬菜汁	花草茶
	含糖汽水	椰奶（低脂）	低卡即溶巧克力飲
	米漿		牛奶（脫脂）
	含糖果汁		豆漿（原味、低脂）
	西瓜汁		茶（搭配脫脂牛奶、不加糖）
**攝取的份量有所限制（請見第61頁）。			
調味品 / 佐料	BBQ 醬	美乃滋（低脂）	酸豆
	油炸麵包丁		辣椒粉
	蜂蜜芥末醬		萃取物（香草等）
	番茄醬		大蒜
	美奶滋		肉汁高湯（每 1/4 杯的熱量不得超過 20 大卡）
	開胃小菜		香草
	牛排醬		辣根醬
	塔塔醬		鷹嘴豆泥

食物類別	紅燈	黃燈	綠燈
調味品 / 佐料（續上頁）			美乃滋（無脂）
			芥末醬
			莎莎醬（不加糖）
			德國酸菜
			醬油（低鈉）
			辛香料
			照燒醬
			油醋醬
			醋（各種醋）
			伍斯特黑醋醬
義大利麵醬	奶油白醬（Alfredo）	羅勒青醬	所有蔬菜製成的輕食義大利麵醬（不加糖）
	添加乳酪或肉類的義大利麵醬	香蒜番茄紅醬	
	添加糖或蔗糖的義大利麵醬		
乳製品	杏仁漿	乳酪（低脂）	白脫牛奶
	乳酪	奶油乳酪（低脂）	乳酪（極低脂）
	巧克力牛奶	冰淇淋（低脂）	酸奶白乾酪（含1% 乳脂或無脂）
	椰奶	牛奶（含 1% 乳脂）	奶油乳酪（無脂）
	酸奶白乾酪（含2% 乳脂）	酸奶油（低脂）	極低脂乳酪（如：笑牛牌（Laughing Cow）、布爾辛（Boursin）低脂乳酪）
	鮮奶油	優格（含糖低脂）	冷凍優格 1/2 杯（低脂）

食物類別	紅燈	黃燈	綠燈
乳製品（續右頁）	奶油乳酪		風味優格（無脂代糖）
	煉乳		冰淇淋（1/2 杯，低脂、不加糖）
	山羊奶		牛奶（脫脂）
	冰淇淋		酸奶油（含 1% 以下的乳脂）
	牛奶（全脂或含 2% 乳脂）		豆漿（原味低脂）
	米漿		大豆製的仿乳酪（低脂）
	酸奶油		乳清蛋白粉
	優格（全脂或含 2% 乳脂）		
油脂類	奶油	100% 純堅果醬	杏仁 *
	椰子油	100% 純花生醬	芥花油 */ 菜籽
	硬質	玉米油	腰果 *
	豬油	美乃滋（低脂）	亞麻籽
	美乃滋	堅果（未列在綠燈區者）	榛果 *
	棕櫚油	花生	夏威夷豆 *
	花生醬（一般配方和低脂配方）	花生油	美乃滋（無脂）
	沙拉淋醬（一般配方）	胡桃	橄欖油 *
	熱帶油品	沙拉淋醬（低脂）	開心果 *
	植物性起酥油	芝麻油	沙拉淋醬（低脂低糖）

*攝取的分量有所限制（見第38頁）。

食物類別	紅燈	黃燈	綠燈
油脂類（續上頁）		軟質人造奶油（非氫化油）	軟質人造奶油（非氫化油、低脂）*
		大豆油	噴瓶式植物油
		葵花油	醋油沙司
		植物油	
水果	紅肉哈密瓜	杏桃	蘋果
	綠肉哈密瓜	香蕉	酪梨 *（1/4）
	金桔	釋迦	黑莓
	西瓜	無花果	櫻桃
		奇異果	蔓越莓
		芒果	葡萄柚
		木瓜	葡萄
		柿子	芭樂
		鳳梨	檸檬
		石榴	油桃
			柑橘（所有種類）
			桃子
			李子
			梨子
			覆盆莓
			大黃
			草莓

*攝取的份量有所限制（請見第38頁）。

食物類別	紅燈	黃燈	綠燈
瓶裝、罐裝和果乾類	所有糖漬水果罐頭	原汁或是水漬杏桃罐頭	蘋果醬（無糖）
	含糖蘋果醬	杏桃乾 *	蘋果乾
	大部分果乾 **（包括椰棗和葡萄乾）	蔓越莓乾 *	無糖天然果醬
	加州黑棗乾	綜合果汁	橘子
		糖漬桃子 / 梨子	原汁或是水漬桃子 / 梨子
果汁 **	水果飲品	蘋果汁（不加糖）	
	加州黑棗汁	蔓越莓汁（不加糖）	
	含糖果汁	葡萄柚汁（不加糖）	
	西瓜汁	柳橙汁（不加糖）	
		梨子汁（不加糖）	
		鳳梨汁（不加糖）	
		蔬菜汁	
*烘焙的時候，你可以加入適量的杏桃乾或蔓越莓乾。 **盡可能吃完整的水果或蔬菜，而不要只喝榨出的汁。			
肉類、禽肉、魚類、蛋品和肉品的替代品	牛肉（胸肉、小排）	牛肉（沙朗牛排和末段的部位）	所有新鮮、冷凍或罐裝（水漬）的魚類和海鮮
	波隆那臘腸	雞腿或火雞腿（去皮）	豬背燻肉
	裹有麵衣的魚類或海鮮	鹹牛肉	牛肉（牛後腿內側或後側的肉）
	鴨肉	牛肉乾	雞胸肉（去皮）
	鵝肉	油漬魚罐頭	蛋白
	牛絞肉（脂肪含量超過 10%）	側腹牛排	牛絞肉（特瘦肉）

食物類別	紅燈	黃燈	綠燈
肉類、禽肉、魚類、蛋品和肉品的替代品（續上頁）	牛肉漢堡肉	牛絞肉（瘦肉）	熟食的瘦肉
	熱狗	羊肉（羊腱／羊膝／大排）	蛋液（如 Break Free 廠牌）
	羊肉（肋排）	豬肉（大排、新鮮火腿、豬腱、上腰肉）	麋鹿肉
	內臟	板豆腐	煙燻火雞肉
	醃燻牛肉	火雞培根	豬小里肌
	肉醬	全蛋（富含 omega-3 者佳）	兔肉
	豬肉（小排、肩胛肉、豬腩肋排）		生魚片
	一般培根		大豆／乳清蛋白粉
	義大利臘腸		大豆製的仿乳酪（低脂）
	香腸		豆腐
	壽司		火雞胸肉（去皮）
			火雞肉捲
			結構性植物蛋白
			小牛肉
			素食漢堡
			鹿肉
點心	貝果	香蕉	杏仁 *
	糖果	黑巧克力 **（含 70% 可可）	蘋果醬（無糖）
	餅乾	冰淇淋（低脂）	原汁或是水漬桃子／梨子罐頭
	脆餅	堅果 *（未列在綠燈區者）	酸奶白乾酪（含 1% 乳脂或無脂）

食物類別	紅燈	黃燈	綠燈
點心 （續右頁）	甜甜圈	微波爆米花（低脂）	極低脂乳酪（如：笑牛牌（Laughing Cow）、布爾辛（Boursin）低脂乳酪）
	風味明膠（所有種類）		風味優格（無脂代糖）
	薯條		冷凍優格 1/2 杯（低脂）
	冰淇淋		榛果 *
	梅爾巴吐司		高蛋白能量棒 **
	馬芬蛋糕（商業配方）		冰淇淋（1/2 杯，低脂、不加糖）
	爆米花（一般配方）		夏威夷豆
	洋芋片		大部分新鮮 / 冷凍水果
	德國結椒鹽餅乾		大部分的新鮮 / 冷凍蔬菜
	布丁		大部分種子
	葡萄乾		醃黃瓜
	米糕 / 脆餅		大豆堅果
	冰沙		無糖硬糖果
	三角玉米脆餅		
	綜合果乾		
	白麵包		
	炸甜甜圈		蔥肉餃子、香蔥肉包
	米餅		

*攝取的份量有所限制（請見第38頁）。

**每條180-225大卡，如Zone Perfect或Balance Bar能量棒，每份為半條。

食物類別	紅燈	黃燈	綠燈
湯品	以鮮奶油作為湯底的濃湯	雞肉麵罐頭	豆蔬湯（湯廚的健康系列湯品（Healthy Request、Healthy Choice））
	黑豆罐頭	小扁豆罐頭	以綠燈食材自製的湯品
	豌豆罐頭	番茄罐頭	味噌湯
	蔬菜糊罐頭		
	乾豌豆瓣罐頭		
抹醬和蜜餞	以糖為主要成分的所有相關產品		無糖天然果醬
			酵母醬（Marmite）
糖和代糖	龍舌蘭糖漿	果糖	Splenda 代糖
	玉米糖漿	糖醇（甘露醇、木糖醇）	甜菊糖
	葡萄糖		Sugar Twin 代糖
	蜂蜜		Sugar Twin Brown 黑糖代糖
	各種食用糖		Sweet' N Low 代糖
	Sugar Blend 代糖		
	Splenda Brown 代糖		
蔬菜類	蠶豆	朝鮮薊	苜蓿芽
	美乃滋涼拌菜	甜菜	蘆筍
	薯條	玉米	四季豆／扁豆
	薯餅	馬鈴薯（水煮）	甜椒
	防風草	南瓜	小白菜
	即食馬鈴薯泥或粉	南瓜屬瓜類	綠花椰菜

食物類別	紅燈	黃燈	綠燈
蔬菜類（續上頁）	馬鈴薯（泥狀或烤製）	地瓜	球芽甘藍
	青蕪甘藍	山藥	各式甘藍
	大頭菜（Turnip）		胡蘿蔔
			白花椰菜
			芹菜
			芥藍菜
			黃瓜
			茄子
			茴香
			大蒜
			棕櫚心
			羽衣甘藍
			大頭菜（Kohlrabi）
			韭菜
			萵苣
			菇類
			芥菜
			秋葵
			橄欖
			洋蔥
			豌豆
			辣椒
			馬鈴薯（水煮新鮮或小顆者）
			菊苣
			蘿蔔
			油菜花

食物類別	紅燈	黃燈	綠燈
蔬菜類 （續上頁）			各式生菜
			雪豆
			菠菜
			牛皮菜
			番茄
			櫛瓜

附錄二
GI飲食的食材採購清單

食物貯藏櫃	冷藏/冷凍櫃
烘焙食材	**乳製品**
泡打粉/小蘇打粉	白脫牛奶
可可粉	酸奶白乾酪（含1%乳脂）
杏桃乾	冰淇淋（低脂，不加糖）
杏仁片	牛奶（脫脂）
麥麩/燕麥麩	酸奶油（無脂或含1%乳脂）
全麥麵粉	豆漿（原味，低脂）
豆類罐頭	優格（無脂，代糖）
烤豆（低脂）	**水果**
做沙拉的什錦豆	蘋果
大部分的豆類	黑莓
素食墨西哥燉菜	藍莓
麵包	櫻桃
全麥麵包 （每片至少含3公克纖維素）	葡萄柚
麥穀片	葡萄
全麥麩（All-Bran）穀片	檸檬

食物貯藏櫃	冷藏/冷凍櫃
麥穀片（續上頁）	**水果**（續上頁）
麩皮穀片（BranBuds）	萊姆
纖維至上（FibreFirst）穀片	柳橙
Kashi的GoLean麥片	桃子
麥麩/燕麥麩	梨子
傳統燕麥片	李子
飲品	覆盆莓
瓶裝水	草莓
蘇打水	**肉類/禽肉/魚類/蛋品**
去咖啡因咖啡	所有魚類和海鮮（未裹麵衣者）
健怡汽水（無咖啡因）	雞胸肉/火雞胸肉（去皮）
茶	特瘦牛絞肉
油脂類	熟食瘦肉，如火腿/火雞肉/雞肉
杏仁	蛋液
芥花油	豬小里肌
人造奶油（無氫化油，低脂）	小牛肉
美乃滋（無脂）	肉品的替代品
橄欖油	**蔬菜**
沙拉淋醬（無脂）	蘆筍
噴瓶式植物油	四季豆/扁豆

食物貯藏櫃	冷藏/冷凍櫃
水果（罐裝/瓶裝）	**蔬菜**（續上頁）
蘋果醬（不加糖）	甜椒和辣椒
橘瓣	綠花椰菜
原汁或水漬桃子	甘藍
原汁或水漬梨子	胡蘿蔔
義大利麵	白化椰菜
天使麵	芹菜
義大利寬板麵	黃瓜
通心粉	茄子
筆管麵	韭菜
義大利麵條	萵苣
義大利細麵	菇類
義大利麵醬（選用蔬食醬料）	橄欖
HealthyChoice系列醬料	洋蔥
TooGoodToBeTrue系列醬料	醃黃瓜
米飯	馬鈴薯（剛採收的小顆馬鈴薯）
印度香米/長米/野米	雪豆
調味料	菠菜
風味醋/佐醬	番茄
辛香料/香草	櫛瓜

食物貯藏櫃	冷藏/冷凍櫃
點心	**湯品**
能量棒	HealthyChoice系列產品
	代糖
	Splenda
	Sweet'n Low
	Sugar Twin（其它代糖）

附錄三
GI飲食的十大原則

❶	每天吃六餐，三份正餐、三份點心。千萬不要不吃正餐，尤其是早餐。
❷	第一階段時，請只吃符合綠燈原則的食物。
❸	食物的質與量同等重要。請減少你平常的攝食量，尤其是在肉類、麵食和米飯方面。
❹	你吃的每一餐都必須含有適當的碳水化合物、蛋白質和脂肪。
❺	提升你的蔬菜和水果食用量，至少要比過往高出三倍。
❻	補充大量的水分，最好是白開水。
❼	你的飲食應該有90%謹守這項飲食的原則，其餘的10%則可以保有彈性空間。如此一來，GI飲食就不會讓你感到綁手綁腳。
❽	找一位可以和你相互扶持的朋友一起執行這項飲食。
❾	設立實際的目標。以平均一週減掉半公斤的體重為目標，並且記錄下你的成果，強化你的成就感。
❿	不要將這項飲食視為是一種節食，而要將它當作是你可以奉行一輩子的飲食原則。

GI飲食的每週體重/腰圍紀錄表				
週數	日期	體重	腰圍	備註
1				
2				
3				
4				
5				
6				
7				
8				
9				
10				
11				
12				
13				
14				
15				
16				
17				
18				
19				
20				

＊度過了第一階段後，你是否已達到健康的 BMI 值了呢？進入第二階段千萬別鬆懈，繼續記錄身體的數字。

致謝

首先，我要對加拿大蘭登書屋（RandomHouseCanada）的工作夥伴致上十二萬分的謝意。謝謝他們在多年前願意採納我的GI飲食理論，不畏困難地為我出版此書。我非常感謝安・柯林斯（AnneCollins）提供我許多珍貴、睿智的建議—她是該出版社的副總裁暨發行人；以及兩位溫暖又有耐心的編輯，史黛西・卡麥隆（StaceyCameron）和帕梅拉・莫瑞（PamelaMurray）。當然，我也必須對珍妮佛・薛佛（JenniferShepherd）表達謝意，因為這本書能夠被譯為十七種語言，並且在二十三個國家中出版，她功不可沒。

我還要謝謝幫忙我處理相關業務的布魯斯・衛斯伍德（BruceWestwood），他總是為我加油打氣；除此之外，他和他的得力助手娜塔莎・德納曼（NatashaDaneman）更不餘遺力的為我推廣這份GI飲食計畫。

最後，我要對我的太太露絲・蓋洛普獻上滿滿的感謝。因為她在本書中剖析了減重者常見的人格特質，以及這些人個特質對飲食行為的影響力，為這本書增加了一個重要的面向。最重要的是，要是沒有她的一路鼓勵和支持，或許我也沒辦法寫出這一本GI飲食。

HealthTree
健康樹 健康樹系列068

低GI飲食聖經

首創紅綠燈三色區分食物GI值，醫界一致認可推行的減重飲食原則

The GI Diet, 10th Anniversary

作　　者　力克・蓋洛普 Rick Gallop
譯　　者　王念慈
總 編 輯　何玉美
副總編輯　陳永芬
主　　編　賴秉薇
封面設計　張天薪
內文排版　菩薩蠻

出版發行　采實出版集團
行銷企劃　黃文慧・鍾惠鈞
業務發行　張世明・楊筱薔・鍾承達・李韶婕
會計行政　王雅蕙・李韶婉
法律顧問　第一國際法律事務所　余淑杏律師
電子信箱　acme@acmebook.com.tw
采實粉絲團　http://www.facebook.com/acmebook

I S B N　978-986-9331-91-3
定　　價　360元
初版一刷　2016年7月
劃撥帳號　50148859
劃撥戶名　采實文化事業有限公司

國家圖書館出版品預行編目資料

低GI飲食聖經：首創紅綠燈三色區分食物GI值，醫界一致認可推行的減重飲食原則／力克・蓋洛普；王念慈譯-初版- -臺北市：采實文化,民105.7面；公分.--（健康樹系列；68）譯自：The GI Diet, 10th Anniversary
ISBN：978-986-93319-1-3
1.健康飲食 2.食譜

411.37　　105010455

廣告回信
台北郵局登記證
台北廣字第03720號
免貼郵票

采實文化 ACME PUBLISHING 采實文化事業股份有限公司

10479台北市中山區建國北路二段92號9樓

采實文化讀者服務部　收

讀者服務專線：（02）2518-5198

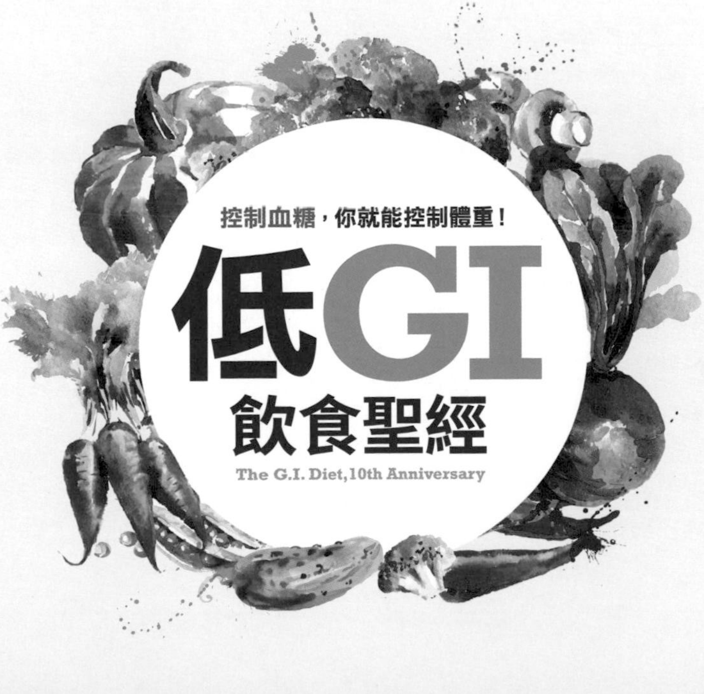

HealthTree
健康樹 系列專用回函

系列：健康樹系列
書名：低GI飲食聖經

讀者資料（本資料只供出版社內部建檔及寄送必要書訊使用）：

1. 姓名：
2. 性別：□男 □女
3. 出生年月日：民國 年 月 日（年齡： 歲）
4. 教育程度：□大學以上 □大學 □專科 □高中（職） □國中 □國小以下（含國小）
5. 聯絡地址：
6. 聯絡電話：
7. 電子郵件信箱：
8. 是否願意收到出版物相關資料：□願意 □不願意

購書資訊：

1. 您在哪裡購買本書？□金石堂（含金石堂網路書店） □誠品 □何嘉仁 □博客來
□墊腳石 □其他：____________________（請寫書店名稱）
2. 購買本書的日期是？______年______月______日
3. 您從哪裡得到這本書的相關訊息？□報紙廣告 □雜誌 □電視 □廣播 □親朋好友告知
□逛書店看到 □別人送的 □網路上看到
4. 什麼原因讓你購買本書？□對主題感興趣 □被書名吸引才買的 □封面吸引人
□內容好，想買回去試看看 □其他：____________________________________（請寫原因）
5. 看過書以後，您覺得本書的內容：□很好 □普通 □差強人意 □應再加強 □不夠充實
6. 對這本書的整體包裝設計，您覺得：□都很好 □封面吸引人，但內頁編排有待加強
□封面不夠吸引人，內頁編排很棒 □封面和內頁編排都有待加強 □封面和內頁編排都很差

寫下您對本書及出版社的建議：

1. 您最喜歡本書的哪一個特點？□健康養生 □包裝設計 □內容充實
2. 您最喜歡本書中的哪一個章節？原因是？
____
____
3. 您最想知道哪些關於健康、生活方面的資訊？
____
____
4. 未來您希望我們出版哪一類型的書籍？
____
____